# HYSTÉRECTOMIE ABDOMINALE TOTALE

ET

# HYSTÉRECTOMIE ABDOMINO-VAGINALE

## POUR FIBROMES DE L'UTÉRUS

PAR

Le Docteur S. LE MONIET

Ancien interne des hôpitaux de Paris

PARIS

G. STEINHEIL, ÉDITEUR

2, RUE CASIMIR-DELAVIGNE, 2

1894

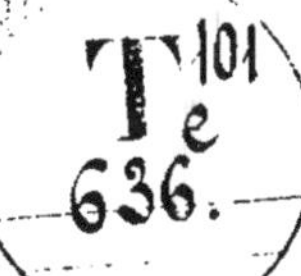

# HYSTÉRECTOMIE ABDOMINALE TOTALE

ET

# HYSTÉRECTOMIE ABDOMINO-VAGINALE

## POUR FIBROMES DE L'UTÉRUS

IMPRIMERIE LEMALE ET Cie, HAVRE

# HYSTÉRECTOMIE ABDOMINALE TOTALE

ET

# HYSTÉRECTOMIE ABDOMINO-VAGINALE

## POUR FIBROMES DE L'UTÉRUS

PAR

Le Docteur S. LE MONIET

Ancien interne des hôpitaux de Paris

PARIS

G. STEINHEIL, ÉDITEUR

2, RUE CASIMIR-DELAVIGNE, 2

1894

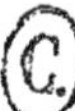

# HYSTÉRECTOMIE ABDOMINALE TOTALE

ET

# HYSTÉRECTOMIE ABDOMINO-VAGINALE

POUR FIBROMES DE L'UTÉRUS

## INTRODUCTION

Le traitement chirurgical des corps fibreux est plus que jamais à l'ordre du jour, et s'il est un point qui ait provoqué bien des discussions et donné lieu à de nombreuses statistiques, c'est le traitement du pédicule dans les hystérectomies partielles.

Qu'il soit extra-péritonéal ou intra-péritonéal, ses dangers sont réels. Il suffit pour s'en convaincre de voir les efforts des chirurgiens et leurs tentatives répétées pour le rendre, autant que possible, inoffensif.

Un seul moyen semble radical, c'est sa suppression pure et simple. Elle est déjà réalisée, pour beaucoup de fibromes, par l'hystérectomie vaginale. Elle est à la veille de l'être pour les autres par l'hystérectomie abdominale totale.

Cette étude, déjà très avancée à l'étranger, en Allemagne et en Amérique surtout, un peu négligée en France, nous a paru intéressante : aussi l'avons-nous choisie pour sujet de thèse.

Nous insisterons surtout sur les points suivants :

1° Indications opératoires générales et indications spéciales à chaque intervention pour fibromes utérins.

2° Technique de l'hystérectomie totale, qu'on la fasse par la voie abdominale ou par la voie combinée abdomino-vaginale.

3° Résultats obtenus.

Mais, avant de commencer ce travail, nous tenons à rendre hommage aux maîtres qui nous ont été utiles ou se sont montrés bienveillants à notre égard pendant nos études médicales.

Nous avons eu le regret de perdre le Dr Féréol et le Dr Horteloup ; nous n'oublierons jamais leurs excellentes leçons et les nombreuses marques de sympathie qu'ils nous ont données en plusieurs circonstances.

Le Dr Dujardin-Beaumetz, pendant notre deuxième année d'externat, nous a fait largement profiter de son enseignement si renommé au point de vue thérapeutique : nous n'accomplissons qu'un devoir en lui exprimant toute notre reconnaissance.

Le service du Dr Rigal, où nous avons passé notre troisième année d'externat, est assez recherché pour que nous sachions tout le prix que nous devons attacher à ses leçons ; aussi sommes-nous très heureux de pouvoir l'assurer de notre respectueuse gratitude.

Ce n'est pas à ce titre seulement que nous avons à le remercier. Nous lui savons encore un gré infini du remplaçant qu'il a su choisir pendant une absence de quelques mois : le Dr Gilbert a droit, en effet, à notre affectueuse reconnaissance pour les témoignages de bienveillance et les marques d'intérêt qu'il nous a prodiguées non seulement à ce moment, mais encore depuis.

Nous avons eu le plaisir d'être l'externe et l'interne du Dr Picqué, et toujours nous avons apprécié son talent, et les qualités aimables qui le rendent cher à tous ses élèves. Nous ne faisons pas exception à cette règle, et nous garderons le meilleur souvenir de cet excellent maître.

Le Dr Segond, au point de vue chirurgical est trop connu, pour qu'il soit nécessaire d'insister sur le grand honneur qu'il nous a fait en nous permettant d'être son élève. Nous tenons surtout à remercier l'homme bienveillant et sympathique que l'on aime sitôt qu'on le connaît, avec toute la déférence respectueuse que l'on doit à un maître. Nous avons encore à le remercier des indications qu'il nous a données pour ce travail, et nous le voudrions parfait, ce qui ne sera pas, pour qu'il fût digne du maître qui l'a, sinon inspiré, du moins encouragé.

Que le Dr Pozzi, sous la savante direction de qui nous sommes heureux de terminer nos études médicales, nous permette de lui exprimer notre profonde reconnaissance pour son excellent enseignement pratique et théorique.

Nous désirons enfin adresser nos remercîments les plus sincères aux maîtres dont nous n'avons pu être l'élève que pendant une période trop courte, à MM. Cornil, Le Dentu, Descroizilles, Dumontpallier, Champetier de Ribes, Marchand, Kirmisson, Roger, Potherat, Bonnaire.

Tous, à des titres divers, nous ont fait profiter de leur enseiment ou témoigné de l'intérêt.

Nous nous plaisons à reconnaître la parfaite bonne grâce avec laquelle le Dr Doyen (de Reims) nous a donné tous les renseignements qu'il jugeait de nature à nous intéresser.

Notre excellent collègue et ami Appert a bien voulu nous traduire de nombreux articles de revues et de journaux de médecine allemands.

Nous ne saurions trop lui être reconnaissant et le remercier de ce travail singulièrement aride et ennuyeux.

Nous en dirons autant à M. Marcel Baudouin qui nous a permis, avec son obligeance habituelle, de mettre à contribution la riche collection de journaux étrangers du *Progrès médical.*

Que M. le professeur Guyon nous permette de lui exprimer notre respectueuse gratitude pour l'honneur qu'il nous fait en acceptant la présidence de cette thèse.

# CHAPITRE PREMIER

## Historique

Le traitement opératoire des corps fibreux de l'utérus est de date relativement récente. Les premières tentatives remontent bien à une époque reculée, mais il ne s'agissait que de très rares opérations, encore plus rarement couronnées de succès ; il suffit de se reporter aux anciens traités de gynécologie pour voir que l'on se trouvait autrefois presque complètement désarmé en face de ces tumeurs bénignes par leur constitution anatomique, mais souvent graves par leurs complications.

Au début, les opérateurs choisirent la voie abdominale, et l'histoire de ces premières interventions se trouve tout au long dans la thèse d'agrégation du Dr Pozzi (1), et dans celle du Dr Vautrin (2). Il s'agit là d'un point qui est maintenant presque sans intérêt.

On sait que les laparotomies furent le résultat d'une erreur de diagnostic. On se bornait à constater la lésion et à refermer le ventre : c'était une laparotomie exploratrice avant la lettre. Les cas de Lizars en 1825 et de Dieffenbach en 1826 rentrent dans cette catégorie avec une quinzaine d'autres qui donnèrent cinq morts (3).

(1) Pozzi. Th. d'agrég., 1875.

(2) Vautrin. Th. d'agrég., 1886.

(3) Hegar et Kaltenbach. Trad. du Dr P. Bar, 1885, p. 344-346.

Dans une seconde période, les chirurgiens diagnostiquent des corps fibreux pédiculés sous-péritonéaux et c'est de propos délibéré qu'ils ouvrent le ventre.

Granville, en 1837, ne réussit pas la première tentative de ce genre.

Son insuccès n'arrête pas Atlee et Lane qui, en 1844, enlèvent des polypes sous-séreux et voient guérir leur malade.

Mais déjà, en 1843, Clay et Heath avaient fait une hystérectomie partielle pour des tumeurs sous-séreuses ou interstitielles ou insérées sur une large base. Les deux opérés succombèrent à l'hémorrhagie peu d'heures après l'opération.

Il faut arriver à Burnham (6 juin 1853) et à Kimball (septembre 1853) pour enregistrer des succès.

L'opération de Burnham est probablement la première ablation totale de l'utérus fibromateux par la voie abdominale. Ce chirurgien, après avoir saisi dans la ligature et sectionné deux kystes de l'ovaire et une tumeur pédiculée de l'utérus, dut enlever l'utérus lui-même, car il présentait quelques tumeurs interstitielles. Les deux artères utérines furent liées. La guérison fut obtenue et la malade put se lever le trente-cinquième jour malgré une suppuration abondante qui se fit jour et par le vagin et par l'incision abdominale.

Kimball fit une amputation au niveau de l'isthme et les deux fils placés sur le pédicule furent attirés dans l'angle inférieur de la plaie abdominale. Huit mois après, ils n'étaient pas encore éliminés.

Après Kimball vint Kœberlé (décembre 1853). Le second, il opéra après avoir fait un diagnostic précis et en ayant recours à un manuel opératoire raisonné.

A partir de ce moment, les interventions se multiplient et

Péan, en 1864, put réunir 50 cas de gastrotomie pour tumeurs utérines. Dès cette époque, on suivait une autre voie pour arriver au même but : la voie vaginale.

Dupuytren et Velpeau avaient proposé, Amussat, en 1840 avait pratiqué l'énucléation vaginale.

Cette méthode employée avec succès par son auteur 2 fois sur 3 cas, par Demarquay 1 fois sur 4, par Velpeau (2 insuccès) rencontra des adversaires tout puissants, entre autres Nélaton qui se prononça énergiquement contre elle. Elle dut aller chercher fortune ailleurs, et c'est en Amérique et en Allemagne qu'elle fit le plus de prosélytes.

En Amérique, Hutchinson et Atlee en tirèrent parti et assez habilement, paraît-il, puisque dès en 1857, Hutchinson pouvait publier une statistique de 18 énucléations complètes, et de 6 incomplètes, avec 8 morts. Routh, peu de temps après, y ajouta 9 autres cas avec 8 guérisons.

En Allemagne, Langenbeck et Kiwisch furent tout aussi favorisés.

Il faudrait bien se garder cependant d'attacher à cette période chirurgicale une importance de premier ordre. L'enthousiasme n'était pas encore grand et pour s'en convaincre il suffit de lire les conclusions de la thèse de Jarjavay (Th. Paris, 1852).

Ces opérations (amputation, énucléation) doivent être réservées :

« 1° Pour le corps de l'utérus, aux cas où des hémorrhagies répétées ont détérioré la santé, et menacent à la longue de compromettre la vie, et où l'emploi d'une médication appropriée serait resté sans effet, sauf toutefois les contre-indications dont l'étude précédente a été faite et qui réduisent considérablement le nombre des extirpations à pratiquer.

2° Pour le col de l'utérus, aux cas où l'épaisseur de l'une des lèvres étant occupée par un petit corps fibreux, les fonctions de l'utérus sont dérangées, et où il en résulte des douleurs fatigantes et un état général mauvais. »

Aran (1) est du même avis et ajoute que tout médecin prudent s'abstiendra de pareilles opérations qui n'offrent aux malades, en échange des périls qu'elles leur font courir, que des chances insuffisantes de rétablissement.

Les chirurgiens eux-mêmes émettaient une opinion presque semblable, et M. le professeur Guyon, dans sa thèse d'agrégation (1860), après avoir parlé de la non-curabilité par l'opération des tumeurs interstitielles, ajoutait : « Je crois que nous sommes actuellement revenus ou bien près de revenir à ces mêmes opinions un moment ébranlées par des opérations hardiment conçues et habilement exécutées » (2).

Malgré les chirurgiens américains et allemands, malgré les succès de Kœberlé et de Péan, le traitement opératoire des corps fibreux n'eût sans doute progressé que très lentement sans l'avènement de l'antisepsie.

De cette époque, date véritablement l'ère chirurgicale.

Les opérations se multiplient et il devient facile de suivre les progrès réalisés.

Au début, l'hystérectomie supravaginale et la castration se trouvent presque seules en présence, l'énucléation intrapéritonéale, la myomectomie, l'énucléation vaginale, n'ayant que de très rares indications.

Puis ces deux opérations perdent du terrain sous la poussée des opérations radicales plus récentes : l'hystérectomie vagi-

(1) Aran. *Leçons cliniques sur le mal de l'utérus et de ses annexes*, IIIe partie, p. 870.

(2) Guyon. Th. d'agrég., 1860, p. 114.

nale, et l'hystérectomie abdominale qui jouit à l'étranger d'une vogue comparable à celle de l'hystérectomie vaginale en France.

L'hystérectomie abdominale partielle est la première en date. Kœberlé et Péan en donnent une technique aussi parfaite que possible et qui subsiste encore maintenant avec quelques légères modifications de détail dues à Hegar, au point de vue de la désinfection du pédicule, et à Kleeberg, d'Odessa, au point de vue de l'hémostase définitive. La ligature élastique remplace le fil métallique primitivement employé.

Entraîné par les brillants résultats obtenus dans l'ovariotomie où la rentrée du pédicule est la règle et facilite la guérison, Schröder veut établir une assimilation parfaite entre le pédicule généralement grêle des kystes de l'ovaire et le pédicule charnu des tumeurs fibreuses de l'utérus. De là son procédé de traitement intrapéritonéal.

Puis viennent les procédés secondaires :

La ligature élastique perdue, appliquée déjà par Czerny et surtout recommandée par Olshausen.

La ligature élastique perdue sous-péritonéale de Schwartz.

Le renversement du pédicule dans le vagin en arrière, procédé de Meinert.

Le renversement en avant, procédé de Byford.

Les méthodes mixtes de Wölfler-Hacker et de Sänger. Et la lutte commence dès ce moment entre les partisans du pédicule externe et ceux du pédicule rentré.

L'oophorectomie est d'origine plus récente. Elle est arrivée très vite à son apogée, et depuis, est tombée dans un discrédit qui semble mérité.

La première castration pour fibrome fut pratiquée par Lawson Tait le 27 juillet 1872 (1). L'idée lui en était venue

(1) Lawson Tait. *Traité clinique des mal. des femmes.* Trad. Paris, 1891.

l'année précédente en assistant à l'autopsie d'une de ses malades morte après énucléation. Il avait alors remarqué le volume anormal des trompes et des ovaires, et en avait conclu à une relation de cause à effet entre les lésions des annexes et la présence des myômes utérins.

Par une coïncidence singulière, la première castration était pratiquée par Hegar le même jour, 27 juillet 1872 (1), mais il ne s'agissait que d'un cas de dysménorrhée et de névralgie de l'ovaire. Un mois plus tard seulement, 17 août 1872, Battey faisait sa première castration. Cette opération ne fut appliquée au traitement des fibromyômes par Hegar qu'en 1876.

Trenholme l'avait déjà faite quelques mois auparavant. Hegar, en août de la même année, fit deux opérations dans le même but, sans connaître le cas de Trenholme. Depuis, les observations se sont multipliées à l'infini, et, comme nous l'avons déjà dit, il s'est produit une réaction qui tend à faire rejeter ce procédé comme inutile et dangereux.

En 1882, apparait une nouvelle méthode, l'hystérectomie vaginale par morcellement. On le voit, chaque étape du traitement opératoire des fibromes est marquée par un progrès sérieux. Bien que remontant à cette date, l'hystérectomie vaginale par morcellement, pratiquée par Péan, n'était pas tombée dans le domaine public. Ce n'est que dans ces dernières années qu'elle est devenue d'un usage courant, et en France seulement. A l'étranger, on se contente encore, même maintenant, d'enlever en totalité par le vagin un utérus fibromateux, d'après la méthode de Martin, sans morcellement, sans hémostase définitive avec les pinces. On n'emploie pas, sans doute parce qu'on l'ignore, un procédé opératoire qui donne en France de si brillants résultats.

(1) HEGAR et KALTENBACH *Traité de gynécologie opératoire*. Trad. du Dr BAR, Paris, 1885, p. 266.

L'hystérectomie vaginale d'après la technique de Martin étant très restreinte dans ses indications, l'oophorectomie étant battue en brèche, l'amputation supra-vaginale à pédicule externe ou interne restait la méthode de choix. Il ne faut donc pas s'étonner que l'on se soit vite aperçu de ses inconvénients, de ses dangers même, et que l'on ait essayé d'y remédier. — Aussi, est-ce à l'étranger où ces dangers étaient le plus souvent constatés, que l'on a trouvé le remède : l'hystérectomie abdominale totale. L'Allemagne et l'Amérique atteignaient le but presque en même temps.

On avait bien réalisé auparavant l'ablation totale au courant de quelques opérations, mais il ne s'agissait là que d'un procédé d'urgence, imposé par une difficulté imprévue, et non d'une règle invariable, d'une méthode raisonnée. Il y a entre les observations de Burnham, de Péan (1869) et la méthode actuelle une différence semblable à celle que l'on trouve entre les premières laparotomies pour fibromes dues à des erreurs de diagnostic et les laparotomies que l'on fait maintenant.

L'extirpation totale de l'utérus par la laparotomie proposée par Delpech, en 1830, fut préconisée de nouveau, en 1878, par Freund pour l'ablation de l'utérus cancéreux.

Ses résultats déplorables la firent abandonner pour le cancer, elle tomba dans l'oubli pendant plusieurs années.

Bardenheuer, le premier, en 1881, recommande l'extirpation totale (1), même quand il est possible de laisser un pédicule assez long, et il invoque les raisons suivantes :

(1) Bardenheuer. *Centralbl. für Gynäk.*, 1881 n° 22.
Bardenheuer. Drainirung der Peritonealhohle. Traduit du *Journ. de méd., de chirurg. et de pharmacol. de Bruxelles*, 1882, p. 15-20.
Vautrin. Th. d'agrég., 1886.

1° Fréquence des abcès et autres accidents septiques du pédicule, alors surtout qu'il est traité par la méthode de Schröder. Cas de Léopold où le pus d'un abcès vint se faire jour dans le rectum.

2° Dans quelques cas, sphacèle non seulement de l'extrémité du pédicule, mais encore de tous les tissus qui le constituent, à la suite de la ligature soit avec un fil de soie, soit avec un lien élastique. Un cas de l'auteur, et un cas de Martin où la malade mourut le huitième jour.

3° La présence d'un pédicule rentré empêche le drainage que Bardenheuer considère comme un adjuvant très utile.

La méthode intra-péritonéale expose en outre à des hémorrhagies fréquentes.

Quant à la méthode extra-péritonéale, même avec un pédicule assez long, elle est inférieure à l'ablation totale qui supprime les phénomènes de rétraction, les accidents hystériformes et les douleurs pouvant résulter de la fixation du moignon dans la paroi abdominale.

A l'appui de sa théorie et de son procédé, Bardenheuer apportait une statistique de sept cas avec six succès.

Presque aussitôt surgissent des contradicteurs et parmi eux A. Martin (de Berlin). En 1883, il prétend (1) qu'il vaut mieux ne pas y recourir et pratiquer la castration, dans les cas où l'ablation totale paraît nécessaire.

Ce n'est que dans l'automne de 1888 qu'il fait ses premières hystérectomies abdominales, et il en communique les résultats au Congrès des naturalistes et médecins allemands, à Heidelberg, en 1889 (2). Son procédé opératoire est encore imparfait,

(1) A. Martin. *Zeitschrift für Geb. und Gyn.*, 1883.

(2) A. Martin. *Centralb. für Gynäk.*, 1889.

mais il le modifie, le perfectionne, et dans un travail important publié en 1890 (1), il le décrit longuement et publie ses observations. Elles se divisent en deux catégories, et appartiennent ou à l'hystérectomie abdomino-vaginale, premier procédé, ou à l'hystérectomie abdominale totale, deuxième procédé. Les résultats sont d'ailleurs très satisfaisants, puisque les trente premières opérations lui donnent huit morts. Depuis, les travaux se sont multipliés, et aux observations de Martin sont venues se joindre les belles statistiques de Chrobak (de Vienne) et de Lennander (d'Upsal).

Les chirurgiens américains, presque à la même époque, entraient dans la même voie et avec un rare bonheur.

En Angleterre, Keith obtenait deux succès.

En Amérique, Polk opérait une malade âgée de 49 ans, très anémiée par de fortes hémorrhagies, et la débarrassait d'une énorme tumeur fibreuse. La guérison était obtenue malgré une péritonite très grave (2).

Croffort arrivait au même résultat, en se servant de l'écraseur.

Dans un mémoire de H. J. Boldt (3), lu devant la Société gynécologique américaine le 16 mai 1893, on voit que Mary Dixon Jones (4), de Brooklyn, fit la première extirpation totale de l'utérus pour myômes, par le procédé mixte, le 16 février 1888, pour éviter les ennuis d'un pédicule extra ou intrapéritonéal. La malade, qui avait un fibrome du poids de 30 livres;

(1) Ueber Myomoperationen. *Zeitschrift für Geb. und Gyn.*, 1890, Bd XX, p. 1 à 60.

(2) VAUTRIN. Th. d'agrég., Paris, p. 181.

(3) BOLDT. The operative treatment for myofibroma of the uterus. *The American Journal of Obstetrics*, juin 1893, p. 832-834.

(4) DIXON JONES. *New-York Med. Journal*, 1er septembre 1888.

guérit très bien et le cas fut publié dans le *New-York medical Journal* le 1er septembre 1888.

Dans la même année, en novembre, une autre hystérectomie abdominale totale fut faite de parti pris, et avec les mêmes indications, mais par un procédé différent, par le Dr L. A. Stimson (1), de New-York, qui décrit son procédé dans le n° du 24 juillet 1889 du *Medical News*.

Depuis, les Drs Polk, Krug, Edebohls, de New-York, se déclarent partisans de cette méthode et leurs résultats sont des plus encourageants.

On peut en dire autant du Dr J. Eastman (d'Indianopolis) qui, dans une communication particulière à Boldt, avoue 70 opérations complètes faites en trois ans, de août 1889 à août 1892 avec 8 morts.

En France, les premières opérations remontent à une date bien plus reculée. Nous avons déjà parlé de la malade opérée par le Dr Péan le 4 septembre 1869 et présentée l'année suivante à l'Académie de médecine. Son observation parut dans l'*Union médicale* en décembre 1869. Le Dr Péan a publié depuis un certain nombre de faits semblables. Mais, tandis que, à l'étranger, l'hystérectomie abdominale totale finit par supplanter l'hystérectomie par la voie combinée abdomino-vaginale, en France, au contraire, le Dr Péan abandonne son procédé initial et défend, aussi bien dans ses communications à l'Académie de médecine (2) que dans la thèse de l'un de ses élèves, le Dr Ramon (3), le procédé abdomino-vaginal qu'il proclame

(1) Dr L. A. STIMSON. *Medical News*, 24 juillet 1889.

(2) PÉAN. *Acad. de méd.*, 7 juin 1892.

(3) RAMON. Th. de Paris, 25 janvier 1893.

supérieur à tout autre. Et la statistique qu'il produit à l'appui de son dire est absolument hors de pair.

MM. Bouilly et Goullioud ont également publié quelques observations.

M. Guermonprez (de Lille), dans deux communications à l'Académie de médecine (1) et dans la thèse du Dr Duval (2), a décrit et préconisé une nouvelle méthode opératoire. Malheusement, les observations qu'il publie et sa statistique un peu faible ne semblent pas devoir donner à son procédé un appui suffisant.

Il n'en est pas de même du manuel opératoire communiqué au Congrès de chirurgie de 1893 par le Dr Doyen (3) (de Reims) et publié dans les *Archives provinciales de chirurgie*. Ce procédé nouveau, absolument original, par son application aux cas les plus difficiles et les résultats qu'il a donnés à son auteur, semble bien au-dessus des méthodes similaires.

L'état actuel de la question est donc celui-ci :

D'un côté, ablation totale de l'utérus fibromateux par la voie abdomino-vaginale ;

D'un autre côté, ablation totale par la voie abdominale.

La première voie est défendue par MM. Péan, Rouffart, Jacobs; elle a été suivie par Gersuny, Dixon Jones, Crofford, Bouilly, Goullioud, dans quelques cas isolés, et au début par Martin et Chrobak qui depuis l'ont laissée de côté.

La seconde voie est celle de Martin et de Chrobak, de Doyen et de Guermonprez, de Polk, de Edebohls, de Eastman, etc.

(1) GUERMONPREZ. Com. à l'*Acad. de méd.*, séances du 15 et du 22 septembre 1891.

(2) DUVAL. Th. Paris, juillet 1892.

(3) DOYEN. *Congrès de chirurgie*, Paris, 1893, et *Archives provinciales de chirurgie*, 1892, p. 498.

—

Elle paraît supérieure et recrute chaque jour de nouveaux partisans. Elle ne comporte pas, comme l'autre, une technique immuable, invariable, elle admet au contraire des modifications nombreuses, modifications de détail presque toujours, et qui varient suivant le tempérament du chirurgien et la nature des lésions rencontrées.

Nous n'avons nullement l'intention d'établir un parallèle entre ces différents procédés d'ablation totale, ou de les opposer l'un à l'autre. La plupart sont encore trop récents et appuyés sur un trop petit nombre de faits pour qu'il soit possible de les apprécier et de les classer. D'ailleurs, ce serait rétrécir le débat que de faire le procès de certaines méthodes alors que le principe n'est pas encore admis par tout le monde. Comme le dit Boldt dans son mémoire sur le traitement opératoire des fibro-myômes utérins, la technique doit être laissée au choix de chaque opérateur, l'essentiel c'est d'enlever tout l'organe.

---

## CHAPITRE II

### 1° Indications générales du traitement opératoire des corps fibreux.
### 2° Indications propres à chaque procédé chirurgical.

Avant d'aborder l'étude des différents procédés d'ablation totale de l'utérus fibromateux, il nous paraît nécessaire de poser : 1° les indications générales du traitement opératoire ; 2° les indications spéciales à chaque intervention.

#### § 1. — Indications opératoires.

Il est peu de sujets qui aient été aussi controversés ; on peut dire que, à ce double point de vue, tout chirurgien a une opinion qui lui est propre. Nous ne comptons pas faire une nomenclature longue et fastidieuse de tous ces avis, de toutes ces opinions personnelles ; ce serait dresser un catalogue sans intérêt. Nous nous contenterons de donner l'opinion admise par la majorité des chirurgiens.

La première question qui se présente est de savoir si tout corps fibreux nécessite une intervention. Et aussitôt les avis de varier. C'est ce que l'on voit de plus clair en lisant les discussions des sociétés savantes de tous pays.

Tout récemment (1), M. Péan, dont l'opinion en pareille

(1) PÉAN. *Congrès franç. de chirurg.*, 1893. Séance du 4 avril, soir.

matière a une autorité indiscutable, a montré que la bénignité des fibromes utérins était illusoire, et à l'assertion des auteurs classiques anciens qui rangent cette affection parmi les « tumeurs bénignes amenant rarement des complications fâcheuses et tendant à s'atrophier spontanément à l'âge de la ménopause », il a opposé sa façon de voir, et il l'expose ainsi à la fin de sa communication :

« Les fibromes du corps de l'utérus, lors même qu'ils ne sont pas très volumineux, sont des tumeurs dangereuses qui donnent souvent lieu à des complications graves et qui doivent être opérées, dès qu'elles sont reconnues. L'ablation de ces tumeurs est peu dangereuse lorsqu'elle est pratiquée de bonne heure. »

M. Doyen (1) s'est immédiatement rangé à l'avis du Dr Péan, relativement à la gravité des fibromes, beaucoup plus grande qu'on a bien voulu le dire.

Il est vrai qu'une opinion diamétralement opposée s'est manifestée à la fin de cette discussion, et M. le professeur Verneuil (2) s'est élevé contre les propositions émises, en affirmant que les corps fibreux ne causant pas d'accidents sont fréquents, qu'on en voit de gros comme la tête qui disparaissent sans que les femmes aient interrompu leur genre de vie, enfin que les morts causées directement par les fibromes sont très rares. Il n'a même vu que deux fois des femmes mourir des conséquences directes de cette lésion : il s'agissait d'une phlébite et d'une embolie.

M. le professeur Verneuil n'est pas seul de cet avis, comme on peut le voir par le passage suivant du traité clinique des

(1) Doyen. *Congrès franç. de chirurg.*, 1893. Séance du 4 avril, soir.

(2) Professeur Verneuil. *Congrès franç. de chirurg.*, 1893. Séance du 4 avril, soir.

maladies des femmes par le Dr A. Martin (1) : « Mathews Duncan, en affirmant (*Congrès international de Londres*, 1881) que l'on ne meurt pas d'un fibro-myôme, est en contradiction avec l'expérience d'autres gynécologues. Car plus nous collationnons d'observations, plus le pronostic s'assombrit. Il est vrai, d'un autre côté, qu'au fur et à mesure que nous perfectionnons la technique opératoire, l'extirpation devient plus aisée. »

Entre ces deux opinions extrêmes, il y a place pour tous les intermédiaires.

Boldt, dans son mémoire sur le traitement opératoire des fibro-myômes, raconte que sur 321 de ces tumeurs constatées chez des femmes de 18 à 66 ans, il n'en a vu que 57 nécessitant en dernier ressort une opération, ce qui fait la très faible proportion non de 14,45 p. 100 comme il le dit, mais de 17,75 p. 100.

J. Knowsley Thornton (2) est encore plus radical puisqu'il pose en principe qu'un grand nombre de fibromes ne nécessitent aucun soin, et il conseille même aux médecins qui, dans le cours d'un examen médical quelconque, viendraient à constater la présence d'un corps fibreux, non seulement de ne pas lui appliquer de traitement, mais encore de ne pas en révéler la présence à la malade ou à son entourage, de crainte de les effrayer.

On voit qu'il y a loin de cette ligne de conduite timorée à la manière d'agir de bon nombre de chirurgiens.

Nous ne parlerons pas des électriciens qui sont, de parti pris, abstentionnistes à outrance, et ne peuvent guère admettre la

(1) Dr A. Martin. *Traité clinique des maladies des femmes*, traduction franç. de Varnier et Weiss, p. 331.

(2) J. Knowsley Thornton. The treatment of fibromyoma uteri. *British medical Journal*, 11 février 1893, p. 281-281.

nécessité ou même l'utilité d'une opération. En France, ils sont loin d'avoir la même influence qu'en Amérique.

La plupart des chirurgiens ont une opinion plus modérée, et s'ils sont partisans de l'intervention c'est sous certaines réserves et suivant des indications très nettes. C'est ce qui ressort très bien d'un parallèle que l'on pourrait établir entre le nombre des opérations et la proportion des femmes ayant des fibromes. Pour Bayle, elle serait d'un tiers pour les femmes ayant dépassé 30 ans. Pour Sécheyron (1) d'un dixième, et il ne fait sans doute qu'exprimer l'idée de ses maîtres., MM. Gallard et Péan; on voit que lesopé rations pour fibromes sont loin d'atteindre ce chiffre.

Tout corps fibreux, en effet, ne nécessite pas une opération; il existe des indications précises, et on les retrouve déjà bien posées au début de la période chirurgicale moderne.

Il y en a trois principales pour Kœberlé (cité par Vautrin) (2), et il les formule ainsi au Congrès de Copenhague :

1° Accroissement rapide de la tumeur, sa marche galopante déterminant en peu de temps des symptômes de compresion, d'inflammation péri-utérine et d'épuisement.

2° Consistance mollasse, œdémateuse de la tumeur.

3° Éloignement de la ménopause.

Cette dernière indication est d'ordre majeur pour Lawson Tait qui écrit : « Lorsque la malade n'a pas encore atteint la trentaine, l'enlèvement des annexes de l'utérus peut être accepté d'emblée comme le meilleur parti à prendre; car même si les symptômes ne sont pas très graves à ce moment, la certitude qu'ils augmenteront d'intensité plus tard est si grande, que l'intervention

(1) Sécheyron. *Traité d'hystérectomie.*

(2) Vautrin. Th. d'agrég.

opératoire deviendra sûrement nécessaire tôt ou tard, et il est toujours préférable qu'elle se fasse le plus tôt possible. »

Vautrin accepte les indications de Kœberlé, et il y ajoute les suivantes :

1° L'hémorrhagie ;

2° Les douleurs violentes ;

3° Les phénomènes de compression ;

4° L'ascite qu'il ne considère pas comme une contre-indication, malgré l'opinion émise par Kœberlé ;

5° La péritonite, l'obstruction pelvienne, la gangrène et la suppuration de la capsule ;

6° La stérilité qui pour Börner était une indication lorsque la malade la faisait valoir, et que l'opération ne semblait pas devoir présenter une grande gravité.

Sécheyron l'admet également, après Marion Sims, mais il a soin d'ajouter que « dans les cas où la stérilité serait le seul argument pour l'opération, le chirurgien ne devrait guère obéir qu'aux sollicitations pressantes de la malade ».

7° Les lésions rénales, sur lesquelles le Dr Pozzi (1) avait attiré l'attention en 1884, en montrant leur fréquence, l'indication opératoire pressante résultant d'une hydronéphrose ou d'un léger degré d'albuminurie, et la contre-indication formelle due à une altération rénale très avancée, à une maladie de Bright confirmée.

Au Congrès français de chirurgie, 1893, M. le Dr Bouilly (2) a su éviter toute exagération en parlant des dangers que présente encore le traitement chirurgical des fibromes, et en ne

(1) Dr Pozzi. De la valeur des altérations du rein consécutives aux corps fibreux de l'utérus, pour les indications et le pronostic de l'hystérectomie. *Annales de gyn. et d'obst.*, juillet 1884, p. 1-17.

(2) Dr Bouilly. *Congrès franç. de chirur.*, 1893. Séance du 4 avril, soir.

conseillant l'intervention que dans les cas où elle lui paraît indispensable. Son opinion très juste, très mesurée est celle de presque tous les chirurgiens, et sa communication résume sous une forme claire et concise les indications générales du traitement opératoire. Elles lui paraissent comprendre :

1° Les fibromes à évolution rapide, devant prendre, dans un avenir rapproché, un développement énorme et indéfini ;

2° Les fibromes arrivés à un tel degré de développement qu'ils constituent une gêne, une infirmité et une difformité incompatibles avec les exigences de la vie ordinaire ;

3° Les fibromes hydrorrhéiques et les fibromes hémorrhagiques, qu'il s'agisse de simples ménorrhagies ou que l'on ait des hémorrhagies intermenstruelles ;

4° Les fibromes exerçant une compression douloureuse de la vessie ou du rectum ;

5° Les fibromes douloureux par lésions des annexes ou plus rarement par mobilité anormale de la tumeur ;

6° Les fibromes dégénérés, ayant subi la transformation kystique, myxomateuse ou œdémateuse ; à plus forte raison, atteints de sphacèle ;

7° Les fibromes causant une ascite ;

8° Les fibromes, que leur évolution a amenés dans la cavité utérine ou même dans le vagin et qui présentent des indications dérivées à la fois de l'hémorrhagie, de l'hydrorrhée, de la compression des organes voisins, quelquefois du sphacèle de la tumeur ;

9° Les fibromes du corps utérin, coïncidant avec une dégénérescence épithéliale du col.

Nous venons de voir les indications du traitement chirurgical : existe-t-il quelques contre-indications? Oui, mais elles sont peu nombreuses et diminuent chaque jour grâce aux perfectionnements incessants du manuel opératoire, et à l'antisepsie. Il n'en reste plus guère de celles que formulait Kœberlé au Congrès de Copenhague :

1° Adhérences vasculaires étendues à la paroi abdominale;

2° Enclavement de la tumeur immobilisée par des connexions trop étendues;

3° Inclusion ligamentaire compliquée d'adhérences ;

4° Utérus hypertrophié en totalité ;

5° Tumeur bilatérale et remplissant l'excavation ;

6° Volume trop considérable du corps fibreux. Le Dr Vautrin, qui les cite dans sa thèse d'agrégation, ajoute que pour les gynécologistes allemands il n'y a plus de contre-indications formelles ; l'état général de la malade seul doit guider le chirurgien.

La pratique des opérateurs français ne diffère en rien de celle de Schröder, Martin, Olshausen.

Maintenant, en effet, il n'y a plus de contre-indications opératoires dues à l'état local, au siège, au volume, aux divers caractères de la lésion, elles se tirent toutes de l'état général et ne présentent rien de particulier au cas qui nous occupe.

L'âge, la proximité de la ménopause ne sont plus des raisons suffisantes pour temporiser, alors que la tumeur présente l'un des caractères énumérés plus haut.

Par contre, une débilité excessive, une anémie extrême due à des hémorrhagies longues et répétées, des affections concomitantes de nature à compromettre la vie de la malade, telles que le diabète et la tuberculose, sont des obstacles de premier ordre, non seulement au traitement opératoire des corps fibreux, mais encore à toute intervention chirurgicale un peu sérieuse, de quelque nature qu'elle soit.

Il est donc inutile de nous y arrêter plus longtemps.

### § 2. — Indications spéciales à chaque intervention.

L'indication opératoire posée, il reste à déterminer le modus faciendi pour chaque cas. Il varie suivant la tumeur et bien souvent aussi suivant l'opérateur. Car, s'il arrive qu'une lésion soit passible d'une opération plutôt que d'une autre, il est encore plus fréquent de voir les préférences du chirurgien intervenir dans le débat et décider de son choix.

Nous savons que tous les corps fibreux ne sont pas à opérer : les uns sont bénins, anodins, et ne demandent rien ou peu de chose, le traitement médical ; d'autres appartiennent à des femmes trop âgées, anémiées ou cachectiques, et une opération n'aurait d'autre résultat que de hâter le dénouement : on se gardera donc bien d'y toucher.

D'autres enfin, et ce sont les plus importants à notre point de vue, présentent un ou plusieurs des symptômes énumérés plus haut et réclament une intervention. Ce sont les limites de cette dernière catégorie qui sont difficiles à préciser, et un peu variables suivant les chirurgiens, ainsi que nous l'avons vu.

La question importante est de choisir le procédé. Ici, deux méthodes sont en présence :

L'une, indirecte, la *castration*.

L'autre, directe, l'*ablation*.

L'ablation peut se faire :

par la voie vaginale { Enlèvement de polypes,<br>Énucléation,<br>Hystérectomie vaginale.

ou par la voie abdominale { Myomectomie, Énucléation intra-péritonéale, Hystérectomie { Partielle, Totale.

Nous passerons rapidement en vue les indications et la valeur thérapeutique de ces différents procédés.

Castration. — La castration, avons-nous vu, a eu un moment de grande faveur, mais des insuccès opératoires et thérapeutiques ont battu en brèche son influence, qui a presque disparu.

Son procès n'est plus à faire, et même au début elle a trouvé des détracteurs.

Bigelow lui reproche de ne pas tarir les hémorrhagies et de ne pas supprimer les douleurs.

Emmet est très sceptique, et pense que, même après l'oophorectomie, par suite du rétablissement de la circulation collatérale, l'apport du sang à l'utérus peut être aussi considérable qu'avant.

A. Martin, qui l'a rarement employée, huit fois environ pour myômes, ne la considère dans ces cas comme justifiée que si le ou les myômes sont petits et si l'amputation supra-vaginale offre des difficultés absolument anormales.

Hofmeier la considère comme une opération dangereuse.

En France, la vogue de la castration a été de plus longue durée, mais, depuis quelques années, un revirement complet s'est produit chez presque tous les gynécologues.

Le Dr Richelot (1), dans une étude sur le traitement chirur-

Dr Marque. *Contribution à l'étude du traitement des fibromes; parallèle de principaux modes de traitement.* Thèse de Paris, 1890, p. 95.

(1) Dr Richelot. *Annales de gyn. et d'obst.*, juin 1893, p. 538.

gical des corps fibreux, constate que les quelques insuccès thérapeutiques et les imperfections de la méthode, en présence des résultats merveilleux que donne aujourd'hui l'extirpation vaginale dans des cas identiques, font descendre l'oophorectomie au second plan, si bien que, sans la renier absolument, il ne l'a plus mise en pratique.

C'est également l'opinion que nous avons entendu émettre plusieurs fois au Dr Segond (1), malgré les succès opératoires que lui a donnés ce mode de traitement.

Le Dr Pozzi (2), qui a souvent pratiqué la castration, lui croit aujourd'hui l'hystérectomie vaginale supérieure, et considère l'ablation des annexes comme un pis aller, l'hystérectomie n'étant pas plus grave, mais étant plus efficace.

Seul, le Dr Bouilly (3) s'est montré partisan de cette méthode, mais avec certaines réserves qui rétrécissent singulièrement le champ de la castration. Il ne conseille d'y recourir que dans les cas suivants :

1° Hémorrhagies seulement au moment des règles ;

2° Douleurs continues ou paroxystiques, surtout marquées au moment des règles ;

3° Présence d'un fibrome interstitiel et non pas sous-péritonéal ou sous-muqueux ;

4° Accroissement rapide d'un corps fibreux encore de moyen volume ;

5° Tumeur ne s'étalant pas dans les flancs et ne dépassant pas l'ombilic, sinon la recherche des annexes devient pénible, et l'opération dangereuse.

(1) Dr Segond. *Bulletins de la Soc. anat.*, 1888, p. 438.

(2) Dr Pozzi. *Congrès français de chirurgie*, 1893. Séance du 4 avril.

(3) Dr Bouilly. *Eod. loc.*

Le Dr Terrillon émettait la même idée, en ne conseillant pas la castration alors que l'utérus avait plus de 17 centim. de cavité.

Même avec ces restrictions, l'oophorectomie est encore discutée, et beaucoup de chirurgiens l'ont totalement délaissée.

Le traitement direct est, en effet, le plus en faveur.

L'ablation de polypes ne prête à aucune considération spéciale. Un corps fibreux pédiculé ou polype, qu'il soit vaginal ou utérin, inséré sur le col ou dans la cavité du corps, sera enlevé directement avec ou sans débridement du col; avec ou sans morcellement, et l'hémostase sera faite avec une ou plusieurs pinces à demeure. On ne recourrait, en pareille circonstance, à l'hystérectomie vaginale, que si l'utérus était perforé, ou si l'on trouvait d'autres fibromes, au cours de l'opération.

Énucléation vaginale. — L'énucléation vaginale a eu en France de nombreuses vicissitudes. Tour à tour admise et rejetée, admise au début, rejetée à la suite des critiques contenues dans les thèses de Jarjavay et du professeur Guyon, elle revient avec l'antisepsie et depuis quelques années tombe de nouveau dans l'oubli.

Elle est maintenant assez rarement pratiquée. On n'y a guère recours que pour les fibromes du col et quelques fibromes du corps ne dépassant pas le volume d'une tête de fœtus à terme (Schröder) et sous-muqueux L'opération, aisée si la tumeur siège dans la portion cervicale, le sera beaucoup moins si la tumeur est située plus haut.

Dans les cas de fibromes interstitiels du corps, on ne doit tenter l'énucléation vaginale, d'après A. Martin, « que quand le développement ultérieur du néoplasme a déjà excité la contraction utérine, que les contractions ont préparé cette énucléation, et que la tumeur se trouve elle-même refoulée vers l'orifice interne » (1).

Pendant l'opération, si l'utérus était perforé, si une abondante hémorrhagie se produisait ou si on constatait la présence d'un autre fibrome, on devrait terminer par l'hystérectomie.

Hystérectomie vaginale. — De toutes les opérations qui se font par la voie vaginale, il en est une qui domine toutes les autres et qui est l'opération de choix pour le plus grand nombre des corps fibreux. C'est l'hystérectomie vaginale par morcellement. Ses preuves sont faites, et en France, où elle a trouvé ses partisans les plus convaincus, on n'en est plus à compter ses succès. Aussi a-t-elle laissé loin derrière elle la castration et l'énucléation vaginale ou intrapéritonéale, qui présentaient, avec des dangers opératoires considérables, de grandes chances d'insuccès thérapeutique. Son domaine s'est considérablement élargi. Au début, il s'arrêtait, d'après M. Péan lui-même, aux fibromes ou très adhérents ou infiltrés dans le ligament large ou dépassant le volume d'une tête de fœtus. Il comprend actuellement tous les fibromes sous-ombilicaux, sans exception. Il faudrait en effet se garder de croire que la voie vaginale ne permet que l'ablation des fibromes de petit et de moyen volume. C'est une erreur et le Dr Segond a montré au Congrès de Bruxelles (2) « que l'ablation des fibromes par hystérectomie était une opération merveilleuse qui permettait de s'attaquer avec succès à toute masse fibreuse utérine ou péri-utérine, dont les limites supérieures ne dépassent pas le niveau de l'ombilic. » Il ne s'agit pas là d'une affirmation banale, car

(1) A. Martin. *Loc. cit.*

(2) Dr Segond. *Congrès périodique internation. de gyn. et d'obst.* Bruxelles, 1894, p. 89.

nous avons vu notre maître le Dr Segond enlever par la voie vaginale et par morcellement des fibromes dépassant l'ombilic de un à deux travers de doigt et même plus. Mais les difficultés opératoires sont alors assez grandes pour que cette façon d'agir ne puisse être érigée en méthode générale et il reconnaît lui-même qu'il y a mieux à faire pour les fibromes sus-ombilicaux. Il y aurait deux exceptions cependant à cette règle, et l'hystérectomie vaginale serait encore indiquée pour une tumeur sus-ombilicale, formée ou par un fibrome kystique, susceptible de diminuer après ouverture du kyste, ou par un fibrome pédiculé dépassant légèrement l'ombilic et implanté sur un utérus fibromateux. En dehors de ces deux cas on doit s'en tenir à la limite précitée.

Cette limite est celle qu'admet également le Dr Doyen; même, dans sa récente communication à la Société de chirurgie il préconise l'hystérectomie abdominale totale d'après son procédé dans les cas de tumeur non plus verticalement allongée, mais à peu près sphérique, et de 14 à 15 centim. de diamètre, sans la moindre saillie dans la cavité utérine. Suivant son expression, essayer de faire passer de semblables tumeurs par le vagin sans être rompu aux difficultés de l'opération, serait s'exposer à un insuccès presque certain. D'autre part, il lui est arrivé de recourir à l'hystérectomie vaginale pour des tumeurs situées bien au-dessus de l'ombilic.

Le Dr Richelot (1), si partisan qu'il soit de l'hystérectomie, n'admet pas non plus que l'ombilic constitue une limite invariable, c'est là, pour lui, un critérium insuffisant; et si le néoplasme s'élève au-dessus du détroit supérieur même sans atteindre cette limite, et semble soulever l'utérus, il doit être enlevé par la laparotomie.

(1) Dr Richelot. *Annales de gyn. et d'obst.*, juin 1893, p. 537.

Quoi qu'il en soit, abstraction faite de quelques cas isolés et des préférences chirurgicales, les résultats obtenus permettent d'assigner à l'hystérectomie vaginale, en tant que volume des fibromes, les tumeurs ne s'élevant pas au-dessus de l'ombilic.

Cette question de volume est seule importante. La situation des fibromes par rapport à l'utérus est accessoire et ne crée jamais une contre-indication, elle peut tout au plus modifier les conditions de l'intervention.

A cet égard, on peut admettre avec M. Segond trois variétés de cas (1).

« Dans un premier groupe de faits, il s'agit de fibromes pelviens et notamment de fibromes des ligaments larges qui refoulent l'utérus vers un des points de l'enceinte pelvienne et bombent fortement dans le fond du vagin. C'est donc au fibrome qu'on doit s'attaquer tout d'abord; l'hystérectomie vient ensuite et n'est alors qu'un temps *complémentaire* fort simple. Dans un deuxième groupe, la masse néoplasique siège au-dessus de l'utérus qu'elle refoule vers le bas, et les rôles sont en quelque sorte renversés : l'hystérectomie est *préliminaire*, c'est par elle qu'il faut commencer pour atteindre les fibromes. Dans un troisième groupe enfin, et celui-ci répond à la majorité des cas, le ou les fibromes sont intra-utérins, et par conséquent le morcellement de l'utérus doit marcher de pair avec l'hystérectomie ; l'hystérectomie est en un mot *simultanée.* »

Les adhérences, la pelvipéritonite, les lésions suppurées des annexes ne sont pas non plus des obstacles à l'hystérectomie ; au contraire, elle facilite l'issue du pus et se recommande aux chirurgiens au double point de vue du fibrome et de la suppu-

(1) Dr SEGOND. *Congrès périodique international de gyn. et d'obst.* Bruxelles, 1894, p. 455.

ration. Cependant si la malade a de la fièvre, et que le toucher vaginal montre la présence d'une collection liquide rétro-utérine, il sera prudent de s'abstenir de toute opération curative et de donner d'abord issue au pus par une large incision du cul-de-sac postérieur. Un lavage de la cavité suppurée, un large drainage feront vite disparaître les phénomènes inflammatoires et quelques jours plus tard l'hystérectomie sera faite dans d'excellentes conditions.

Nous ne pouvons que répéter à propos du ramollissement, du sphacèle de la tumeur et de l'inflammation de la capsule, ce que nous venons de dire des suppurations pelviennes qui compliquent si souvent les fibromes utérins. Ce sont là autant d'accidents qui militent en faveur de l'hystérectomie.

Nous en dirons autant des fibromes ayant dédoublé le ligament large et s'étant insinués plus ou moins loin dans les espaces celluleux du petit bassin, « l'hystérectomie doit être considérée comme l'opération de choix, aussi bien pour les fibromes utérins que pour les fibromes du ligament large, à la condition qu'ils ne dépassent pas les dimensions précitées. » (Dr SEGOND, Bruxelles.)

En résumé, on peut donc dire que tout corps fibreux dont la limite supérieure ne dépasse pas l'ombilic, est du ressort de l'hystérectomie vaginale avec morcellement.

Il n'existe pas d'autres contre-indications que celles tirées de l'état général.

La théorie que nous venons d'exposer est admise en France par bon nombre de chirurgiens. En Allemagne et en Amérique, il n'en est pas de même. Le pincement des ligaments larges n'est pas en honneur, qu'il soit préventif comme le veut le Dr Péan, ou consécutif au morcellement et à l'abaissement de la tumeur, comme le conseille le Dr Doyen. On ne pratique guère que l'hystérectomie vaginale, avec ligatures et sans morcellement, par le procédé de A. Martin. Si l'on veut bien réfléchir aux difficultés inouïes, à l'impossibilité même qu'il doit y avoir à placer des ligatures successives sur les ligaments larges, lorsque l'utérus ne s'abaisse pas par suite de son volume ou de ses adhérences, on comprendra facilement que l'hystérectomie vaginale n'occupe qu'une place très secondaire dans le traitement des fibromes utérins. A. Martin lui-même ne conseille cette opération que dans les cas où l'utérus est farci de myômes, encore mobile et de volume moyen.

Nous venons de voir les procédés de cure radicale par la voie vaginale, et ce que nous venons de dire de l'hystérectomie réduit sensiblement le nombre des corps fibreux dont il nous reste à nous occuper.

La voie vaginale ayant dans son ressort les corps fibreux sous-ombilicaux, les volumineux fibromes sus-ombilicaux seuls ressortissent de la voie abdominale.

Deux interventions, d'ailleurs, sont exceptionnelles, la myomectomie et l'énucléation intra-péritonéale ; une seule est importante, l'hystérectomie abdominale.

Myomectomie. — La myomectomie, ablation après laparotomie d'un fibrome pédiculé sous-péritonéal, n'est qu'une répétition de l'ablation des polypes par la voie vaginale. La grande difficulté ne réside pas dans l'opération en elle-même, mais dans le diagnostic de la lésion qui la nécessite.

S'il est facile, pendant une laparotomie faite pour une lésion abdominale quelconque telle que kyste de l'ovaire, kyste du ligament large, de constater la présence d'un fibrome pédiculé sous-péritonéal et de l'enlever, il est par contre assez difficile de porter ce diagnostic avant l'ouverture du ventre.

L'absence de symptômes fonctionnels du côté de l'utérus, l'absence de signes physiques se rattachant à l'existence d'une tumeur interstitielle, bosselures du corps, agrandissement de la cavité, symptômes qui peuvent tous manquer, ne permettront pas toujours de rattacher à l'utérus la tumeur résistante, plus ou moins régulière, mobile et indolore que l'on sent par le palper abdominal.

En pareille circonstance, avec l'incertitude du diagnostic, on a le devoir de faire la laparotomie, et, le fibrome reconnu, de l'enlever en respectant les organes génitaux internes. La castration ne serait autorisée que si le palper direct du corps utérin n'excluait pas toute idée de corps fibreux interstitiel. La myomotomie est ainsi une bonne opération, mais elle ne peut pas être d'un usage courant.

Énucléation intra-péritonéale. — L'énucléation intra-péritonéale ne paraît pas avoir beaucoup de partisans en dehors de A. Martin. Nous ne pouvons que nous en rapporter à ce chirurgien pour apprécier l'opération (1).

Elle conviendrait, paraît-il, aux tumeurs intra-pariétales refoulant la séreuse et la muqueuse proportionnellement à leur grosseur, et se trouvant encore séparées du péritoine ou de la muqueuse par une couche de tissu plus ou moins épaisse. Il suffit de donner les indications opératoires de l'énucléation, pour montrer quelle doit en être la rareté. Sans parler de la difficulté du diagnostic, elle expose à deux dangers : l'hémorrhagie et la septicémie, surtout si la cavité utérine a été ouverte. Les avantages seraient de permettre la conservation des ovaires, des trompes et d'une partie de l'utérus suffisante à la vie sexuelle de la femme, si l'organe était reconnu absolument sain.

(1) A. Martin. *Loc. cit.*, p. 346.

Les résultats obtenus par Martin sont très satisfaisants, et cependant cette opération n'est pas entrée dans la pratique des chirurgiens, soit à cause de la difficulté du diagnostic préopératoire, soit à cause de la technique compliquée et parfois très délicate (1).

D'une façon générale, il n'y a donc, pour les fibromes sus-ombilicaux, qu'une intervention, l'hystérectomie abdominale. Malgré l'extension de l'hystérectomie vaginale, son champ est encore assez vaste puisqu'il comprend tous les fibromes dépassant l'ombilic, tumeurs dangereuses par leur volume, par les complications qu'elles entraînent, et dignes à ce double point de vue de toute l'attention des opérateurs.

Pendant longtemps, l'amputation supravaginale, l'hystérectomie abdominale partielle, fut la suprême ressource. Elle constituait un réel progrès et cependant dès le début elle fut en butte à des attaques nombreuses. Sa mortalité considérable lui fit longtemps préférer la castration, et on peut dire que la vogue de cette dernière vient en grande partie des insuccès de l'amputation partielle.

Nous n'exposerons pas tout au long les objections faites au traitement intra-péritonéal ou au traitement extra-péritonéal.

Nous pouvons encore moins nous occuper des multiples modifications apportées. Quelques-unes sont très heureuses, si on les juge d'après les résultats ; le procédé de M. le Dr Richelot, par exemple, pédicule interne avec lambeau péri-

(1) Nous ne ferons que signaler un procédé quelquefois employé en Amérique, la ligature des vaisseaux qui alimentent la tumeur. Cette intervention semi-radicale est palliative ; elle atténuerait les hémorrhagies, entraverait le développement des fibromes et conviendrait surtout aux cas où les forces de la malade sont insuffisantes pour supporter le shock résultant de l'extirpation complète. M. A. Currier. *Acad. de méd. de New-York*, séance du 19 octobre 1893.

tonéal antérieur, a procuré de très beaux succès à son auteur, et sa statistique pourrait rivaliser avec les meilleures de celles que nous donnerons plus loin.

Le traitement du pédicule est varié.

Tantôt il est laissé hors de la cavité abdominale, c'est la méthode de Kœberlé, Péan, Hegar; tantôt il est renversé dans le vagin, soit à travers le cul-de-sac antérieur (procédé de Byford), soit à travers le cul-de-sac postérieur (procédé de Meinert).

Il peut être réduit dans la cavité péritonéale, et l'hémostase est assurée par des sutures à la soie et au catgut (procédé de Schröder), ou par des sutures au catgut, comme les font Veit et Martin, ou par des ligatures partielles juxtaposées, suivant la technique de Zweifel. La ligature élastique peut être réduite en même temps que le pédicule, comme Olshausen l'a conseillé.

Le pédicule sujet à caution peut être fixé plus ou moins près de la paroi abdominale et isolé de la grande cavité péritonéale; ce sont les procédés préconisés par Wölfler-Hacker et par Sänger.

On peut enfin recouvrir le pédicule, réduit à sa plus simple expression, avec deux lambeaux péritonéaux inégaux, de façon que la ligne de suture transversale ne soit pas au niveau de la section de la cavité utérine : c'est ce que Chrobak a fait tout récemment et les résultats publiés (1) sont excellents.

Tous ces procédés ne diffèrent guère que par des points de détail, par des perfectionnements apportés dans la technique. Ils se rattachent à deux types bien nets, pédicule externe et pédicule interne, chaque type exposant plus spécialement à certaines catégories d'accidents.

(1) CHROBAK. *Centralb. für Gynäk.*, 20 mai 1893, p. 469-473.

L'hystérectomie abdominale avec pédicule extra-péritonéal est la première en date. Elle a même été rejetée par Hegar (1) qui, au début, l'avait acceptée et même améliorée. Elle expose, en effet, à de bien graves inconvénients :

a) L'hémorrhagie, autrefois, était très redoutée ; maintenant, à moins de fautes opératoires, elle ne présente plus d'importance, ni pendant l'opération, ni même après.

b) La septicémie constitue toujours un grand danger, malgré la cautérisation du pédicule (Baker-Brown), ou sa dessiccation (Hegar). Il y a là, en effet, une large surface d'absorption qui peut être infectée soit au cours de l'opération, soit plus tard, du fait de l'ouverture de la cavité utérine ; l'eschare, qui n'est plus aseptique, devient une cause d'infection locale et générale. Le clamp, que l'on employait d'abord, exposait à d'autres ennuis. Il n'était pas rare de le voir produire le sphacèle, non seulement de la portion sus-jacente, mais encore de la partie sous-jacente, et l'eschare laissait à sa chute un entonnoir profond de 7 à 8 centim. et occupant le centre du pédicule.

Depuis la suppression du clamp, cet accident a disparu ; mais il reste les abcès de la paroi, la péritonite enkystée à point de départ pédiculaire. Plus tard, la guérison obtenue, il reste à l'angle inférieur de la plaie un entonnoir dû à la rétraction du pédicule. Les tiraillements de la paroi, la compression de la vessie deviennent la source de phénomènes nerveux réflexes, de troubles urinaires. Baum et Baumgarten ont dû, pour lutter contre les douleurs persistantes, ouvrir de nouveau la cavité abdominale et détruire les adhérences que le pédicule avait contractées avec la paroi abdominale, la vessie,

(1) HEGAR et KALTENBACH. *Loc. cit.*, p. 197-198.

les vaisseaux. Quelquefois, au lieu d'infundibulum, on trouve à l'angle inférieur de la plaie une éventration qui nécessite le port d'une ceinture, et quelquefois même une seconde opération.

On a vu, dans quelques cas, une fistule utéro-abdominale persister pendant plusieurs mois.

Enfin, la fréquence des pansements et la longueur de la convalescence ne sont pas non plus à dédaigner.

Avec le pédicule intra-péritonéal, quelques-uns de ces dangers disparaissaient, mais d'autres passaient au premier plan. L'opération, ainsi assimilée à une simple ovariotomie, était suivie d'une guérison rapide; malheureusement, les insuccès de cette méthode ne sont plus à compter, et justifient les préférences de la plupart des chirurgiens pour le traitement extra-péritonéal.

Quelques soins que l'on apporte à la mise en place de la ligature élastique ou des fils de soie, on n'est pas à l'abri d'une hémorrhagie primitive ou secondaire. Et ce danger, réduit au minimum dans la première méthode, devient ici très sérieux. L'hémorrhagie peut survenir, la malade remise dans son lit, sous l'influence des efforts de vomissements, ou de l'activité plus grande de la circulation après le réveil chloroformique.

L'hémorrhagie secondaire peut être due à une chute des eschares, au tassement des tissus compris dans une ligature qui devient alors trop lâche, enfin au glissement du lien élastique.

La septicémie est encore plus à redouter : c'est le grand écueil. L'eschare doit être aseptique et subir la dégénérescence granulo-graisseuse; mais, malgré la cautérisation, on a pu réduire un pédicule infecté. Le Dr Boisleux (1), après des ino-

(1) Dr Gouilloud. *Lyon médical*, 1891, n° 12.

culations de fragments du col pris dans les hystérectomies totales de Martin, n'a-t-il pas constaté sept fois sur dix la présence de microbes pathogènes dans le segment destiné à former le pédicule dans l'hystérectomie supra-vaginale? L'infection peut donc préexister à l'opération et se propager de l'utérus au péritoine, largement ouvert au niveau des sutures du moignon. Elle peut encore suivre le trajet des fils hémostatiques qui traversent le pédicule et souvent la cavité utérine, dans le procédé de Schröder et les variétés qui en dérivent. Il en résulte de la septicémie, ou une péritonite suppurée, ou un abcès péri-pédiculaire, suivant la virulence des microbes et la lenteur de la réaction inflammatoire.

Les chirurgiens l'ont si bien compris que tous leurs efforts tendent à la désinfection du pédicule et à son isolement hors de la cavité péritonéale.

L'infection primitive peut manquer, mais il faut encore compter avec les infections secondaires qui entraînent l'élimination du lien élastique et des fils de soie. Ces corps étrangers ne restent dans les tissus et ne s'enkystent qu'à la condition d'être aseptiques à leur entrée, et de ne pas être infectés plus tard.

Les inconvénients des deux procédés peuvent donc se résumer ainsi:

1° *Hystérectomie supra-vaginale, à pédicule externe.*

Difficulté et quelquefois impossibilité de former un pédicule, le col et l'isthme de l'utérus pouvant être le siège de nombreux corps fibreux, très difficiles à énucléer.

Hémorrhagie.

Septicémie, péritonite enkystée, abcès de la paroi, embolies.

Rétraction du pédicule, compression de la vessie et phénomènes nerveux.

Faiblesse de la cicatrice, éventration.

Fistule utéro-abdominale.

Nombre et fréquence des pansements.

Longueur de la convalescence.

2° *Hystérectomie supra-vaginale, à pédicule interne.*

Hémorrhagie.

Septicémie avec toutes les complications qui l'accompagnent ou peuvent en résulter : adhérences inflammatoires, brides épiploïques, abcès autour du pédicule, fistules persistantes, nécessitant une autre opération, et quelquefois l'ablation du pédicule par la voie vaginale.

Nous ne parlons pas, bien entendu, des fautes opératoires qui peuvent compliquer l'opération, et déterminer la mort : lésions de la vessie, des uretères, de l'intestin ; elles sont imputables à l'opérateur et ne présentent rien de particulier.

Nous ne parlons pas non plus des complications communes à toutes les plaies : shock, tétanos, etc. Le bilan des deux hystérectomies partielles est déjà bien assez considérable.

Les statistiques, malgré les cas variés, d'inégale difficulté, et le plus souvent très dissemblables, qu'elles reunissent, sont le seul élément permettant d'apprécier la gravité d'une opération, elles proclament nettement la supériorité de la méthode extra-péritonéale sur la méthode intra-péritonéale.

C'est ce qui ressort des deux statistiques publiées par M. le Dr Pozzi dans son *Traité de Gynécologie* (1), et de la statistique plus récente que Price publie dans l'*American Journal of obstetrics*, novembre 1892.

Des deux séries du Dr Pozzi, la première empruntée à

(1) Dr Pozzi. *Traité de gynécologie*, 2e édition, p. 337, 338.

Paul Wehmer attribue à la méthode extra-péritonéale une mortalité de 24 p. 100 sur 262 cas, alors que la méthode intra-péritonéale donne 88 morts sur 312 opérations.

La seconde série, due à Zweifel, est un peu meilleure, puisque la mortalité de la méthode extra-péritonéale est de 22,3 p. 100 sur un total de 130 cas, et celle de la méthode intra-péritonéale arrive à 32,7 p. 100 sur 116 cas.

La statistique que publie le Dr Price de Philadelphie (1), et qu'il doit à l'obligeance de son ami le Dr R. P. Harris, est complexe et comprend les résultats des chirurgiens allemands et des chirurgiens américains et anglais.

Elle donne les résultats suivants :

**Chirurgiens allemands.**

MÉTHODE EXTRA-PÉRITONÉALE

| | NOMBRE D'OPÉRATIONS | MORTS |
|---|---|---|
| Chrobak | 55 | 5 |
| Ascher | 5 | 2 |
| Kaltenbach | 22 | 1 |
| Hegar | 31 | 10 |
| Schroeder | 34 | 7 |
| Albert (2) | 50 | 3 |
| Fritsch | 33 | 6 |
| Terrillon (Paris) | 26 | 3 |
| Lauwers | 13 | 0 |

Ce qui donne, en faisant abstraction de la statistique mal déterminée de Albert, une mortalité de 15,6 p. 100.

(1) Dr J. Price. Abdominal hysterectomy. *American Journal of obstetrics*, novembre 1892.

(2) Albert, dans sa statistique, englobe les résultats fournis par le traitement extra-péritonéal et l'extirpation totale, il ne donne pas le nombre des cas opérés, d'après l'une ou l'autre méthode.

MÉTHODE INTRA-PÉRITONÉALE

| | NOMBRE D'OPÉRATIONS | MORTS |
|---|---|---|
| Zweifel. . . . . . . . . . . | 50 | 6 |
| Ascher. . . . . . . . . . . . | 10 | 4 |
| Kaltenbach . . . . . . . . | 8 | 8 |
| Léopold . . . . . . . . . . | 22 | 5 |
| Schrœder. . . . . . . . . | 164 | 43 |
| Martin. . . . . . . . . . . | 135 | 46 |
| Brennecke. . . . . . . . . | 22 | 1 |
| R. Dick . . . . . . . . . . | 11 | 2 |
| Fritsch . . . . . . . . . . . | 27 | 11 |
| Terrillon (Paris). . . . . . | 32 | 3 |
| Lauwers. . . . . . . . . . | 3 | 2 |
| | 484 | 132 |

Mortalité : 36,66 p. 100.

**Chirurgiens anglais et américains.**

MÉTHODE EXTRA-PÉRITONÉALE

| | NOMBRE D'OPÉRATIONS | MORTS |
|---|---|---|
| Keith. . . . . . . . . . . . . | 38 | 2 |
| Lawson Tait . . . . . . . . | 88 | 10 |
| Bantock. . . . . . . . . . . | 56 | 19 |
| Spencer Wells . . . . . . . | 20 | 10 |
| Thornton. . . . . . . . . . | 54 | 20 |
| J. Price . . . . . . . . . . . | 91 | 6 |
| Cushing. . . . . . . . . . . | 25 | 5 |
| Boldt. . . . . . . . . . . . | 6 | 2 |
| J. C. Irisch (Lowell). . . . . | 19 | 5 |
| Mann (Buffalo). . . . . . . . | 12 | 1 |
| Munde (New-York) . . . . . | 12 | 4 |
| | 421 | 84 |

Mortalité : 19,95 p. 100.

MÉTHODE INTRA-PÉRITONÉALE

| | NOMBRE D'OPÉRATIONS | MORTS |
|---|---|---|
| SPENCER WELLS . . . . . . | 26 | 10 |
| CUSHING . . . . . . . . . . | 3 | 3 |
| BOLDT . . . . . . . . . . . | 3 | 0 |
| | 32 | 13 |

Mortalité : 40,62 p. 100.

Le traitement extrapéritonéal présente donc une sécurité relative, et les deux dernières statistiques, avec leur mortalité de 15 et de 19 pour 100, sont bien supérieures à la plupart de celles publiées jusqu'ici.

Le pédicule cependant restait toujours la pierre d'achoppement, et les nombreuses façons de le traiter prouvent bien qu'on n'avait pas encore atteint l'idéal. Aussi, de tout temps, l'ablation totale fut elle considérée comme l'opération de choix, mais forcément abandonnée à cause de l'énorme mortalité qu'elle donnait. Suivant l'expression de Polk, « il a fallu, par une longue expérience, acquérir assez d'habileté pour réaliser les souhaits que formaient à cet égard nos prédécesseurs ». C'est également l'opinion de Fritsch, de Breslau. Pour lui, la méthode de l'avenir, ce n'est ni la méthode extra-péritonéale, ni la méthode intra-péritonéale, mais l'extirpation totale de l'utérus (1).

Maintenant, une asepsie rigoureuse, une technique perfectionnée, et peut-être une plus grande habileté chirurgicale, permettent d'arriver pour l'ablation totale à une mortalité égale, souvent même inférieure à celle du traitement extra-péritonéal. Si l'on tient compte, d'autre part, de la guérison

(1) FRITSCH (Breslau). X<sup></sup>e *Congrès international de médecine de Berlin*, 1890.

complète, radicale, que donne l'hystérectomie totale, on ne s'étonnera pas de voir cette dernière opération séduire la plupart des chirurgiens et se substituer aux deux anciens procédés.

Ses avantages sont réels : on s'en rendra compte plus facilement après avoir vu la technique opératoire et les résultats obtenus. Aussi n'insisterons-nous pas maintenant sur ce point.

**Indications de l'hystérectomie abdominale totale.** — Quel est d'abord le domaine de l'hystérectomie abdominale totale?

En France, il comprend seulement les corps fibreux sus-ombilicaux, aux termes du règlement formulé déjà, c'est-à-dire présentant l'un ou l'autre des symptômes requis pour être du domaine chirurgical (1).

A l'étranger, il comprend les corps fibreux sus-ombilicaux, et en outre une notable proportion des fibromes sous-ombilicaux.

La raison en est bien simple : l'ignorance absolue du morcellement et du pincement définitif des ligaments larges. Aussi voit-on des chirurgiens, comme Eastman, enlever en trois ans 79 fibromes par la voie sus-pubienne.

A l'Académie de médecine de New-York (séance du 19 octobre 1893), dans une discussion sur l'état actuel de la thérapeutique des fibro-myômes utérins, discussion à laquelle prennent part des gynécologistes, tels que Currier, Edebolhs, Polk, Boldt, on apprécie tous les traitements, jusqu'à la ligature des vaisseaux nutritifs de la tumeur, et c'est à peine s'il est question de l'hystérectomie vaginale. Encore ne parle-t-on que de

(1) Communication du Dr Bouilly, *Congrès français de chirurgie*, Paris, 1893.

l'hystérectomie vaginale pour fibromes susceptibles d'être enlevés en totalité par le vagin.

On ne sera donc pas surpris du grand nombre d'hystérectomies abdominales totales faites en Amérique, et du petit nombre des observations françaises.

Nous ne pensons pas toutefois que l'hystérectomie abdominale totale doive empiéter sur l'hystérectomie vaginale, et nous tenons pour juste l'opinion de notre maître M. Segond,qui considère cette dernière comme la seule opération radicale pour les fibromes sous-ombilicaux.

L'ablation totale par la voie sus-pubienne ou par la voie combinée abdomino-vaginale, sera donc réservée à tous les fibromes sus-ombilicaux, nécessitant une intervention chirurgicale, que le fibrome soit unique ou multiple, libre ou adhérent, normal ou en voie de dégénérescence.

Les adhérences, la suppuration des annexes ne sont pas un obstacle à l'ablation totale ; au contraire, elles la rendent nécessaire, la suppression du pédicule permettant un large drainage.

L'existence simultanée de fibro-myôme et du cancer utérin, constatée quatre fois par Ehrendorfer (1) et considérée par lui comme assez fréquente, est une indication absolue de recourir à l'ablation totale.

La présence du cancer qui, dans ses quatre observations, occupait deux fois le corps et deux fois le col, serait facile à reconnaître à l'œil nu, et sans le secours de l'examen histologique.

Il n'existe aucune contre-indication spéciale à l'opération ; les seules contre-indications se tirent du mauvais état général et

(1) Ehrendorfer. *Arch. für Gynæk.*, XLII, 2.

défendent toute intervention, quelle qu'elle soit, nous en avons déjà parlé, page 27.

On peut en dire autant de la dégénérescence sarcomateuse d'un énorme corps fibreux adhérent de tous côtés à l'épiploon, à l'intestin, au péritoine pariétal. C'est une contre-indication aussi bien à l'hystérectomie abdominale totale qu'à toute autre opération abdominale ou vaginale.

---

# CHAPITRE I

## Procédés opératoires.

L'ablation totale de l'utérus fibromateux se fait :

Par la voie vaginale,

Par la voie abdominale,

Ou par les deux voies réunies.

En dehors de l'hystérectomie vaginale, dont nous n'avons pas à nous occuper, il nous reste à décrire :

L'hystérectomie abdominale totale,

L'hystérectomie par la voie combinée, { ou abdomino-vaginale,<br>ou vagino-abdominale.

Suivant que les manœuvres vaginales ont lieu au commencement o[illegible] fin de l'intervention.

Chacune de ces opérations types présente un très grand nombre de variétés, n'ayant le plus souvent d'autre raison d'être que le tempérament chirurgical de l'opérateur, ou plutôt ses préférences : c'est ainsi que Martin emploiera les ligatures là où Péan aura recours à ses pinces.

Il est inutile de décrire toutes ces variétés, qui, le plus souvent, ne présentent aucun intérêt ; à côté des opérations typiques, nous indiquerons simplement les principales modifications.

### § I. — Hystérectomie vagino-abdominale.

Si l'on fait abstraction de la période antérieure à l'antisepsie, c'est le premier procédé en date.

a) **Procédé de Bardenheuer.** — Bardenheuer, en 1881 (1), le préconisait dans les cas de myômes interstitiels, après l'avoir employé avec succès contre le can er de l'utérus. Il décrit ainsi sa technique, et cite à l'appui sept opérations avec six succès.

Deux ou trois jours avant l'opération, diète sévère et laxatifs. Quelques petites doses de sous-nitrate de bismuth pour absorber les gaz intestinaux. Désinfection du vagin deux fois par jour avec la solution phéniquée à 2 p. 100.

Avant l'opération, la malade prend un grand bain ; antisepsie habituelle du champ opératoire. La malade est entourée complètement d'un bandage ouaté ; linges chauds sur la poitrine et les extrémités. Pour prévenir le shock, on doit prendre les précautions suivantes :

Opérer sur un matelas hydrostatique à eau chaude. Les membres inférieurs et supérieurs seront entourés d'appareils en caoutchouc remplis d'eau chauffée à 36° R.

**Opération.** — PREMIER TEMPS. *Vaginal.* — Incision circonscrivant le col de l'utérus. Cette incision vaginale doit porter en avant à 1 centimètre du col, en arrière à 1 centimètre et demi, 2 centim. ; en agissant ainsi, on supprime le cul-de-sac de Douglas, on n'a pas à craindre l'accumulation de sérosité en un point plus déclive que l'incision vaginale. Le premier temps exécuté, on lave le vagin et on y place une éponge.

(1) BARDENHEUER, *Loc. cit*

Cette manière de faire présenterait, d'après Bardenheuer, les avantages suivants :

1° Les bénéfices de l'extirpation totale inférieure sont obtenus, et les inconvénients évités ;

2° L'hémostase des parois vaginales est complètement assurée ;

3° L'utérus devient plus mobile et par conséquent plus facile à mettre en évidence dans le deuxième temps de l'opération.

Deuxième temps. *Abdominal.* — Longue incision partant de l'ombilic, et dans sa partie cutanée débordant la symphyse pubienne de 1 à 1 centimètre et demi.

Les muscles droits ne sont détachés que dans le cas de nécessité absolue.

Suture du péritoine pariétal à la paroi abdominale. Les intestins sont refoulés dans la partie supérieure de l'abdomen et maintenus par des compresses chaudes et thymolées.

S'ils sont distendus par les gaz, ils peuvent être éviscérés et recouverts des mêmes compresses.

Cette contention est toujours difficile, et on retire quelques avantages de l'emploi d'une large compresse formant tablier, étalée transversalement dans la région du détroit supérieur. Cette compresse chaude et thymolée est maintenue tendue par deux leviers de Simon cousus à ses parties latérales. Les leviers sont fixés par leur pointe à la crête iliaque, tandis que leurs lames appuient contre la partie interne des parois abdominales.

La tumeur est ensuite attirée au dehors.

Chacun des ligaments larges est partagé en deux ou trois faisceaux solidement étreints avec des fils de catgut placés le plus bas possible. Le péritoine est ensuite séparé de l'utérus.

Bardenheuer trace une incision curviligne qui commence au bord supérieur du ligament large d'un côté, en dedans des ligatures, descend sur la face antérieure de l'utérus jusqu'au cul-de-sac vésico-utérin, décrit un grand cercle entre la vessie et l'utérus, arrive au bord opposé et remonte sur la partie supérieure de l'autre ligament large. Le péritoine incisé, un aide attire la vessie contre la symphyse pubienne. Bardenheuer la décolle petit à petit, soit avec des pinces ou des ciseaux, soit avec le doigt, et au fur et à mesure que l'incision progresse vers le vagin, il l'élargit dans le sens transversal.

L'effondrement du cul-de-sac antérieur étant obtenu, l'index droit est introduit dans le vagin et élargit doucement l'ouverture des deux côtés, jusqu'aux bords de l'utérus.

Même manœuvre en arrière.

Comme on l'a vu, l'incision doit porter très en arrière, et le cul-de-sac de Douglas se continuer avec le vagin suivant un plan presque horizontal.

Les ligaments larges sont sectionnés le long de l'utérus, en dedans des ligatures, d'abord au niveau de la première, puis de la deuxième, enfin de la troisième zone.

Il ne reste plus à ce moment qu'un petit pont rattachant de chaque côté l'utérus à la partie latérale du vagin.

Ce pont est lié en une ou plusieurs fois, et sectionné.

Pas d'hémorrhagie.

Bien surveiller les uretères, et s'ils se trouvaient liés au cours des manœuvres, agir en conséquence.

L'utérus libéré est enlevé en totalité par l'abdomen.

L'opération est terminée, on fait la toilette du péritoine avec de l'eau phéniquée à 2 p. 100.

*Sutures.* — La section inférieure et postérieure du péritoine est suturée au bord postérieur de l'incision vaginale.

Même suture en avant.

Un drain en T est introduit dans le vagin et remonte jusqu'à la partie la plus élevée de l'excavation pelvienne.

Second drain dans le fond du petit bassin.

Un filet en catgut, de la largeur d'une pièce de 5 francs, est fixé par une suture de pelletier sur tout le pourtour du détroit supérieur.

Suture de la paroi abdominale :

Du péritoine pariétal au catgut ;

Des parois abdominales au fil d'argent, avec un ou deux petits drains en os décalcifié, en différents points de l'incision.

A la partie inférieure, Bardenheuer met également deux petits drains dans le grand cul-de-sac qui existe toujours entre le péritoine et la paroi.

Bandage circulaire ordinaire.

Au-dessus, bandage élastique.

Pansement vaginal et bandage en T.

Les tubes vaginaux sont nettoyés chaque jour avec soin, le tube en T est retiré du sixième au dixième jour et remplacé par un simple tube en caoutchouc.

Plusieurs points sont à noter dans ce procédé :

1° La désinfection rigoureuse du vagin pendant les deux jours qui précèdent l'opération ;

2° Les précautions minutieuses prises pour diminuer le shock ;

3° L'isolement de la tumeur et son hémostase, que nous retrouverons avec la même technique dans presque tous les procédés ;

4° Le drainage très complet auquel Bardenheuer attache une énorme importance.

Nous verrons d'autres opérateurs ajouter :

Deux lambeaux péritonéaux ;

La suture du péritoine pelvien ;

La suture du vagin.

Il est vrai que le drainage, la grande préoccupation de Bardenheuer, sera souvent supprimé, quand l'asepsie remplacera l'antisepsie et les lavages phéniqués.

*b*) **Procédé de Boldt.** — Boldt (1) emploie aussi bien l'hystérectomie abdominale totale que l'hystérectomie abdomino-vaginale. Cependant, là où il est applicable, il préconise un procédé qui n'est autre que celui déja décrit par Bardenheuer, et légèrement modifié.

Pour ce chirurgien, il est avantageux de libérer tout d'abord la portion vaginale du col, lorsque le plancher pelvien est tendu et résistant, ce que l'on observe surtout dans deux catégories de fibromes :

1. Fibromes développés dans le petit bassin et déterminant des phénomènes de compression.

Presque toujours dans ce cas, la portion vaginale du col est abaissée, elle est facilement accessible au toucher, et on peut, à ce détail, diagnostiquer une rigidité du plancher pelvien qui rendra difficile l'hystérectomie abdominale totale.

2. Fibromes développés entre les deux feuillets du ligament large.

Dans ces deux cas, il y a économie de peine et de temps à employer son procédé.

L'opération est commencée par le vagin, si le cas est favorable, et on lie le ligament large aussi haut que possible, comme

(1) Boldt, *Loc. cit.*

dans l'hystérectomie vaginale pour cancer, avec cette différence qu'il n'est pas nécessaire de lier loin du col.

Le vagin est détaché en avant et en arrière, et la vessie séparée dans toute la hauteur que l'on peut atteindre sans grand effort. Le cul-de-sac de Douglas est ouvert, suivant le cas, le premier ou le dernier. Aucune règle fixe ne peut être posée, c'est à l'opérateur de voir ce qu'il doit faire d'abord.

L'essentiel est de libérer le segment inférieur du col, et l'opération par en haut se trouve très simplifiée.

Le vagin est ensuite tamponné avec de la gaze iodoformée, et une lanière remonte par le cul-de-sac jusque dans la cavité péritonéale.

Puis la section abdominale est faite comme d'habitude, et ce qui reste des ligaments larges est lié et coupé.

Pour éviter la blessure de la vessie, elle doit être partiellement distendue avec une solution tiède d'acide borique, avant d'être libérée par l'abdomen, surtout si elle est étalée sur la tumeur ; de cette façon, on voit bien ses limites.

Le péritoine est incisé à un demi-travers de doigt du cul-de-sac vésico-utérin.

Après l'ablation de l'utérus myomateux, le vagin et le péritoine pelvien sont suturés, de sorte que, en regardant par en haut, on ne peut voir que le surjet de catgut qui ferme le péritoine pelvien, et quelques petits pédicules provenant de la partie supérieure des ligaments larges. Il est bien entendu que les annexes ont été liées et enlevées aussitôt après l'incision abdominale, ou aussitôt qu'on l'a pu.

Il ne reste plus maintenant qu'à fermer la plaie abdominale.

Quant au drainage, Boldt n'hésite pas à le supprimer, s'il n'y a aucune inflammation antérieure. S'il le croit nécessaire, il le fait avec une lanière de gaze iodoformée.

Abstraction faite du drainage qui est essentiel pour Bardenheuer, et accessoire pour Boldt, il n'y a guère de différence entre les deux procédés.

*c)* **Procédé de Rouffart** (1) (de Bruxelles). — Nous en dirons autant du manuel opératoire suivi par MM. Rouffart et Jacobs, de Bruxelles. L'opération, telle que la pratique le Dr Rouffart, comprend les quatre temps suivants :

1° Libération du col utérin. Ouvrir le cul-de-sac péritonéal antérieur, et remonter en avant aussi haut que possible dans le décollement de la vessie.

2° Placement des pinces hémostatiques sur les ligaments larges qui sont sectionnés à ce moment dans toute l'étendue de la partie pincée, le long des bords de l'utérus.

Un tamponnement ferme le vagin.

3° Laparotomie. Section de la partie supérieure des ligaments larges le long des pinces, si tout le ligament a été pincé, entre deux ligatures, si l'extrémité du ligament a échappé au pincement par le vagin.

Dans les cas les plus faciles, le cul-de-sac péritonéal antérieur est toujours ouvert dans le premier temps ; dans les cas les plus difficiles, il est toujours aisé de retrouver par le ventre l'extrémité supérieure des pinces; il suffit, pour cela, de compléter le décollement de la vessie : on met à découvert la branche antérieure de la pince. On place, si le cas l'exige, une ligature sur la partie supérieure des ligaments larges, on sectionne, et la tumeur utérine, ainsi dégagée, s'enlève en bloc.

4° Fermeture de la plaie abdominale.

(1) Rouffart (de Bruxelles). *Bulletins de la Soc. d'obst. et de gyn. de Bruxelles.* Séance du 9 mai 1891. Résumé. *Nouv. Arch. d'obst. et gyn.*, 25 octobre 1893, p. 467.

Le Dr Jacobs emploie le même procédé.

A signaler cependant les trois modifications suivantes :

1° Incision des culs-de-sac antérieur et postérieur du vagin au thermocautère, ce qui est, paraît-il, sa pratique courante, même dans l'hystérectomie vaginale.

2° La cœliotomie pratiquée et la tumeur attirée en dehors du ventre, de longues pinces hémostatiques sont placées sur les annexes et les ligaments jusqu'à la rencontre des pinces vaginales. Il faut avoir soin de faire l'ablation des annexes.

3° L'opération finie, on remplace les pinces abdominales qui s'opposeraient à la suture des parois par des pinces longuettes vaginales. La tumeur est enlevée en totalité par l'abdomen, comme par le procédé du Dr Rouffart.

En France, cette technique a été suivie, avec quelques modifications, par M. Chaput (1) qui ne se contente pas de libérer le col utérin, mais l'enlève par la voie vaginale et attaque le reste de la tumeur par l'abdomen. Cette méthode d'ablation en deux temps serait surtout avantageuse pour les fibromes moyens, les gros fibromes sus-ombilicaux étant justiciables de l'hystérectomie abdominale totale.

Les avantages de la voie combinée vagino-abdominale ont été mis en relief par Bardenheuer :

Hémostase parfaite des parois vaginales, mobilité plus grande de l'utérus, et, par conséquent, difficulté moindre dans la deuxième partie de l'opération.

Ses inconvénients sont les mêmes, ou à peu près, que ceux de l'hystérectomie abdomino-vaginale.

(1) Dr Chaput. *Société obstétricale et gynécologique de Paris.* Séance du 13 avril 1893.

1° L'obligation d'agir tantôt par le vagin, tantôt par l'abdomen, avec les changements de position qu'elle nécessite chez la malade et chez l'opérateur, expose plus que l'hystérectomie abdominale totale à des fautes d'antisepsie.

2° Les corps fibreux développés dans la paroi postérieure de l'utérus, en refoulant le col en avant et en haut, en rendent l'accès difficile et quelquefois impossible.

3° Les fibromes infiltrés dans les ligaments larges ne permettent pas de placer convenablement les pinces sur la base de ces ligaments. On doit, en effet, s'occuper d'abord des fibromes, puis de l'utérus, et dans ces cas d'hystérectomie complémentaire, on a tout intérêt à simplifier les manœuvres et à suivre exclusivement la voie vaginale ou la voie abdominale.

Dans ces différents cas, le procédé vagino-abdominal est donc ou inapplicable ou dangereux.

### § 2. — Hystérectomie abdomino-vaginale.

Ses deux principaux représentants sont : Martin, en Allemagne et le Dr Péan, en France.

Il y a ceci de particulier, c'est que le Dr Péan, après avoir, dans ses premières opérations, fait l'hystérectomie abdominale totale, lui préfère depuis quelques années l hystérectomie abdomino-vaginale. Martin, au contraire. a suivi une conduite inverse : dans une statistique de 30 cas, les 10 premiers ont été opérés par la voie mixte, abdominale et vaginale, les 20 derniers par la voie abdominale seule.

En dehors de ces deux chirugiens, on doit encore citer MM. Bouilly, Goullioud, Schwartz, J. Bœckel, et l'éclectique Boldt, qui emploie indistinctement tous les procédés, suivant les indications opératoires et les caractères de la tumeur. Mais il ne s'agit là que d'opérations isolées, et non d'une méthode définitivement adoptée et régulièrement suivie.

La technique du Dr Péan est la plus rigoureuse et atteint un haut degré de perfection, elle donne des résultats merveilleux ; il suffit, pour s'en convaincre, de lire les communications (1) et les statistiques de ce chirurgien. Elle a fait l'objet de plusieurs mémoires (2) et se trouve longuement exposée dans la thèse de l'un de ses élèves, le Dr Ramon (3).

C'est la seconde manière de M. Péan, la première n'était qu'une hystérectomie abdominale totale en deux temps, mais tous deux abdominaux.

Ici encore, on trouve deux temps :

1° Hystérectomie supra-vaginale ;

2° Morcellement par le vagin du col de l'utérus et de tout ce qui reste de la tumeur.

Nous résumerons aussi brièvement que possible le manuel opératoire, décrit tout au long dans la thèse du Dr Ramon.

Premier temps. — Après antisepsie du champ opératoire et incision abdominale, la tumeur est attirée au dehors avec le gros trocart courbe à manche du Dr Péan. Si elle est unique, on place à sa base, près du col, un lien élastique, solidement maintenu par une pince. Si elle comprend plusieurs lobes, chacun d'eux est étreint à sa base par un lien élastique, et une autre ligature est mise près du col utérin. Ablation de toute la partie de la tumeur située au-dessus du lien.

Le pédicule est transfixé avec un fil métallique monté sur

(1) Péan. *Bulletin de l'Acad. de méd.*, 7 juin 1892, p. 785-788.

(2) Péan et Urdy. *De l'ablation partielle ou totale de l'utérus par la gastrotomie*, 1873.

(3) Dr Ramon. Thèse Paris, 25 janvier 1893.

une forte aiguille courbe. L'anse est coupée et chaque moitié est liée avec soin. Les fils sont tordus et cassés à 1 centim. du pédicule. Si un fil double ne suffit pas, on peut en employer un plus grand nombre. Le lien élastique est ensuite retiré.

La surface de section du pédicule est lavée avec des éponges trempées dans une solution de sublimé au millième. On peut encore rôtir la muqueuse utérine au thermocautère.

Puis la paroi abdominale est fermée complètement dans les trois quarts supérieurs ; dans le quart inférieur, les fils ne sont pas liés, de façon à pouvoir ouvrir le ventre sans retard, s'il se produisait une hémorrhagie pendant le deuxième temps. Pansement provisoire de la plaie abdominale.

Deuxième temps. *Ablation du pédicule par la voie vaginale.* — Comme toujours, la malade est placée dans la position de Sims, et le pédicule est enlevé avec ou sans morcellement suivant son volume, et d'après la technique partout décrite de l'hystérectomie vaginale, procédé de M. Péan : les ligaments larges sont pincés de haut en bas, si le pédicule a pu basculer, de bas en haut, s'il a fallu recourir au morcellement.

En 1891, M. le Dr Bouilly eut recours au même procédé pour un utérus présentant un volumineux fibrome du corps et un cancer du col. Le succès obtenu fut communiqué au Congrès français de chirurgie (1891).

En 1893, toujours au Congrès français de chirurgie, on a vu que M. le Dr Schwartz avait suivi la même méthode pour un volumineux myxo-fibrome dépassant l'ombilic. La guérison fut rapide.

A la même séance, M. Goullioud (de Lyon) a revendiqué la

priorité de ce traitement, en prétendant que le premier, en France, il avait fait, pour fibrome non compliqué de cancer du col, l'hystérectomie abdominale totale. Sa première intervention était du 17 août 1891, et il citait trois cas avec deux guérisons et une mort par occlusion intestinale le onzième jour; dans le second cas, l'ablation totale avait été faite par la voie vaginale; mais la difficulté de l'hémostase et une fistule urétérale droite lui donnèrent l'impression que l'extirpation du pédicule par le vagin, ou tout au moins la libération du col lui auraient singulièrement facilité la tâche.

Nous ne décrivons pas le manuel opératoire, qui semble avoir la plus grande analogie avec celui du Dr Péan.

Martin (de Berlin), dès l'automne de 1888, avait enlevé des corps fibreux par la double voie abdominale et vaginale. Sa technique, très simple, ne peut guère convenir aux volumineux pédicules morcellés par le Dr Péan.

On retrouve d'ailleurs les mêmes lignes opératoires.

Après incision abdominale, la tumeur est attirée au dehors, Lien constricteur sur le col. Ligatures et section des ligaments larges. Ablation de la tumeur. Le moignon est refermé par une suture rapide avec deux gros fils de soie. Le lien constricteur provisoire est enlevé. Le ventre est refermé et le col enlevé par le vagin, d'après la technique de Martin dans l'hystérectomie vaginale.

La technique de Martin ne diffère de celle de Péan que sur deux points :

1° Absence des pinces, qui sont remplacées par des ligatures vaginales ;

2° Pas de morcellement pour les pédicules épais.

Les avantages de l'hystérectomie abdomino-vaginale doivent être réels, puisque M. Péan la préfère à toute autre; il insiste surtout sur sa grande facilité et l'inutilité d'un instrument spécial, comme celui qui est nécessaire à Chrobak pour l'hystérectomie totale. Il n'est pas, non plus, nécessaire de placer à grand'peine des sutures ou des ligatures au fond de l'excavation pelvienne, et l'hémostase est bien assurée par les pinces.

L'hystérectomie par la voie combinée serait donc de tous points supérieure à l'ablation totale sus-pubienne. Cette supériorité est évidente pour un utérus présentant, avec un fibrome du corps, un cancer du col, comme dans le cas de M. Bouilly. Sauf ce cas, on ne voit pas très bien ses avantages, et s'ils existent pour certains opérateurs très familiarisés avec l'hystérectomie vaginale et le morcellement, il sont, pour les autres, compensés par quelques inconvénients tels que : la difficulté, dans certains cas, de former un pédicule, l'impossibilité de l'enlever par le vagin, s'il existe des adhérences, impossibilité reconnue par M. Péan lui-même, enfin le danger d'infection résultant du passage du pédicule à travers la cavité péritonéale. Quelles que soient les précautions prises, désinfection au sublimé, cautérisation au thermocautère, cette méthode expose sûrement à la septicémie, si l'on admet avec Winter et Boisleux que le pédicule est septique, non seulement à son centre, muqueuse utérine, mais encore sur toute sa surface de section.

A ces inconvénients, il faut encore ajouter ceux que nous avons signalés pour l'hystérectomie vagino-abdominale.

Ce sont là, d'ailleurs, des reproches théoriques, et qui ne peuvent rien contre la belle statistique du Dr Péan, et les succès de MM. Bouilly, Schwartz et Goullioud.

### § 3. — Hystérectomie abdominale totale.

L'hystérectomie abdominale totale est de date ancienne, mais ce n'est que depuis quelques années qu'elle est employée systématiquement, au lieu et place de l'hystérectomie partielle, par beaucoup de chirurgiens.

Ses partisans sont en effet nombreux, et il n'y pas lieu de s'étonner si chacun d'eux a cru devoir apporter quelques modifications plus ou moins importantes aux procédés typiques.

Ceux-ci peuvent se réduire à trois et appartiennent à Chrobak, Martin et Doyen. Ils diffèrent assez pour mériter chacun une description complète. Tous les autres peuvent venir facilement se grouper autour d'eux.

Les principaux représentants de l'hystérectomie abdominale totale sont :

En Allemagne et en Autriche, Martin et Chrobak; en Amérique, Polk, Boldt, Edebohls, Eastman, Lanphear, Rufus Hall; en Suède, Lennander; en France, Guermonprez et Doyen, pour ne citer que ceux qui l'ont faite le plus souvent.

La question de priorité est assez difficile à trancher, beaucoup de chirurgiens n'ayant pas jugé à propos, peut-être à dessein, de donner la date de leur première opération. Pour les trois procédés qui nous occuperont le plus, ce n'est qu'une question de second ordre, chacun d'eux présentant des caractères distinctifs assez nets pour qu'il ne soit pas possible de les faire dériver l'un de l'autre.

A) **Procédé de Chrobak** (1). — La veille de l'opération, désin-

(1) CHROBAK. *Centralb. für Gynæk.*, 1891, n° 9, p. 169-175.

fection énergique du vagin et du col. Injection vaginale au sublimé.

Le col et le vagin sont frottés avec un tampon d'ouate trempé dans une solution alcoolique de sublimé à 1 p. 100.

Une mèche de gaze iodoformée est introduite et laissée dans la cavité utérine. Le vagin est tamponné avec de la gaze iodoformée.

Chrobak attache une importance capitale à cette antisepsie préliminaire, puisque l'impossibilité de désinfecter le col et les cul-de-sac vaginaux l'a conduit dans ces derniers temps à substituer à son premier procédé, l'hystérectomie abdominale rétro-péritonéale, ou mieux sous-péritonéale.

**Opération.** — Incision abdominale. La tumeur est attirée au dehors.

Ligature des ligaments infundibulo-pelviens et des ligaments larges sur les côtés de l'utérus.

Section transversale du péritoine, en avant, à 2 ou 3 travers de doigt au-dessus du cul-de-sac vésico-utérin, en arrière, à la même hauteur au-dessus du cul-de-sac de Douglas.

Dissection de ces deux lambeaux péritonéaux qui doivent être assez grands pour fermer l'excavation pelvienne. Cette dissection doit être faite avec le doigt, pour éviter la blessure des gros sinus sanguins.

Libération de la vessie en avant, et du rectum en arrière; cette libération doit atteindre le niveau des insertions vaginales, elle peut même descendre un peu plus bas.

Application du lien élastique.

Enlèvement de toute la partie sus-jacente de la tumeur.

Cautérisation profonde du moignon et de la muqueuse utérine ; on le recouvre ensuite d'une lanière de gaze iodoformée, et on traverse le pédicule avec deux ou trois sutures profondes, si on juge utile de diminuer sa largeur.

Introduction dans le vagin de l'instrument spécial que Chrobak a fait construire à cet effet.

Au commencement, le cul-de-sac postérieur était incisé sur le doigt d'un assistant ou sur le bout d'une sonde utérine introduite dans le vagin, mais, en agissant ainsi, il est arrivé à Martin et à Chrobak d'inciser trop bas, et il en résultait des difficultés pour le reste de l'opération.

Afin de remédier à cet inconvénient, Chrobak emploie une forte sonde malléable et présentant à son extrémité une pièce transversale; cette partie porte une encoche semblable à celle d'une sonde cannelée sur son bord supérieur.

Cet instrument est introduit dans le vagin par un assistant, qui retire d'abord la gaze iodoformée mise la veille, et sa partie transversale vient s'appliquer sur la face postérieure du col qu'elle refoule en avant.

Chrobak, avec une pince, saisit le cul-de-sac vaginal dépouillé de son péritoine, cul-de-sac toujours lâche, il l'attire en bas et en arrière, et cette traction a pour effet de le tendre sur le bord supérieur de la sonde; l'incision faite à ce niveau portera donc exactement sur l'insertion de la muqueuse au col utérin. Le cul-de-sac postérieur est largement ouvert, et la surface de section est prise dans trois ou quatre sutures transversales.

Ligature des deux ligaments larges sur un doigt introduit dans le vagin, et section aux ciseaux, en laissant, adhérent aux ligaments, un petit morceau du col pour éviter le glissement des ligatures.

Ouverture du cul-de-sac antérieur et suture transversale de la tranche vaginale.

Ligature des vaisseaux que peut intéresser cette section.

Ce qui restait de la tumeur se trouve ainsi libéré et est enlevé.

Chrobak suture le vagin, ou y met un tampon iodoformé.

Sutures transversales séro-séreuses des deux lambeaux péritonéaux qui recouvrent le vagin ouvert ou suturé.

Chrobak (1) met encore d'autres sutures destinées à fermer par froncement ou affrontement toutes les fentes du petit bassin. Il considère, avec le professeur Paltauf, cette fermeture exacte des espaces cellulaires pelviens comme un excellent moyen de prévenir la septicémie.

Nettoyage de la cavité pelvienne.

Remise en place de l'intestin.

Suture à trois étages de la paroi.

Pansement compressif ordinaire.

Chrobak reconnaît lui-même que l'opération est difficile et exige une grande habileté et une forte dose de patience ; la plupart de ses opérations durent deux heures, ce qui s'explique très bien, avec le grand nombre de sutures qui viennent compliquer le manuel opératoire. Le procédé est d'ailleurs très bon, puisque les dix-sept premières opérations ont donné dix-sept guérisons, et que les suites ont été aussi simples qu'après une laparotomie banale.

Nous avons dit qu'il pouvait être fort difficile de désinfecter le vagin et le col rejeté au-dessus de la symphyse.

L'ouverture des culs-de-sac par la cavité abdominale avec une antisepsie insuffisante causerait presque fatalement de la septicémie. En pareil cas, pour obvier à ce danger, Chrobak n'ouvre pas le vagin. L'opération est la même que plus haut,

(1) Chrobak. *Centralb. für gynäk*, 1891, nº 35., p. 713-715.

avec cette différence capitale, toutefois, qu'il respecte la portion vaginale du col.

Les deux lambeaux péritonéaux doivent être taillés d'inégale longueur, et décollés aussi près que possible de l'insertion du vagin sur le col.

Le lien élastique est mis en place et serré.

La tumeur est enlevée.

La cavité du col et le col lui-même sont profondément cautérisés.

Drainage iodoformé à travers l'orifice cervical.

S'il y a hémorrhagie, après l'ablation de la ligature élastique, ligature des artères utérines. Les lambeaux péritonéaux sont rabattus et suturés transversalement; leurs dimensions inégales empêchent la ligne de suture de répondre à la cavité utérine ouverte et désinfectée.

Par ce procédé, qui supprime les sutures vaginales et ne laisse qu'une rondelle insignifiante du col, Chrobak diminue d'un tiers la durée de l'opération, et obtient d'aussi bons résultats.

Il a même tendance à faire à cette amputation supra-vaginale perfectionnée une large place, aux dépens de l'ablation totale.

Lennander (d'Upsal) (1) a opéré seize malades d'après un procédé en tout semblable à celui de Chrobak.

Même manuel opératoire, avec quelques modifications de détail. C'est ainsi qu'il n'emploie pas la sonde de Chrobak, car il regarde comme indifférent d'ouvrir un cul-de-sac ou de perforer le col lui-même.

(1) LENNANDER (Upsal). *Centralb. für gynäk.*, 1892, n° 12, p. 242-243 ; 1893, n° 36, p. 831.

Il se sert de la position de Trendelenburg, et fait toutes ses ligatures et sutures au catgut.

Il draine par le vagin, lorsqu'une grande partie du petit bassin s'est trouvée, au cours des manœuvres, dépouillée de son revêtement péritonéal.

B) **Procédé de Edebohls** (1). — Le professeur Edebohls a communiqué au « Pan American medical Congress » son procédé d'ablation totale, qui présente les plus grandes analogies avec celui de Chrobak.

La malade est placée dans la position de la taille. La cavité utérine est désinfectée, autant que possible, dans chaque cas, par un curettage superficiel et une irrigation avec une solution de sublimé à 1 pour 2000.

La cavité utérine est modérément tamponnée avec de la gaze iodoformée à 1 p. 100.

Le vagin est fortement tamponné.

La malade est mise ensuite dans la position de Trendelenburg.

L'abdomen est ouvert au-dessus du pubis, par une incision assez large pour permettre le dégagement de la tumeur.

Si les trompes et les ovaires sont trouvés sains, ou tout au moins ne contiennent pas de liquides pathologiques dont l'irruption puisse infecter le péritoine, et si la tumeur utérine ne dépasse pas sensiblement l'ombilic ou le poids de 4 kilogr., l'utérus entier, avec la ou les tumeurs, les trompes et les ovaires, est enlevé en totalité, après application de la méthode suivante :

(1) Edebohls. The technique of total extirpation of the fibromatous uterus. *American Journal of obstetrics*, novembre 1893, p. 606-611.

La tumeur étant attirée au dehors, on fait une incision transversale sur le péritoine qui recouvre la surface antérieure de l'utérus. Cette incision s'étend d'un ligament large à l'autre, à 3 centim. au-dessus du point de réflexion du péritoine sur la vessie; ce point est indiqué par une ligne d'aspect blanc, fibreux.

Même incision sur la surface postérieure de l'utérus. Ces deux lambeaux péritonéaux doivent être assez larges pour recouvrir la perte de substance du plancher pelvien après ablation de la tumeur. On dissèque ensuite les deux lambeaux, et on rejette ainsi hors du champ opératoire la vessie et les uretères.

Les artères utérines sont prises de chaque côté dans une ligature sous-péritonéale, faite avec un fort catgut, qui doit passer près du vagin, sans y pénétrer; le tamponnement du vagin avec la gaze sublimée facilite ce temps de l'opération.

Deux autres ligatures au catgut sont encore mises de chaque côté sur les ligaments larges : l'une embrasse le ligament rond, et l'autre le ligament infindibulo-pelvien et l'artère utéro-ovarienne.

L'ablation en une pièce de l'utérus, de la tumeur et des annexes, entre les ligatures, est maintenant chose facile et ne donne pas une goutte de sang. Les six ligatures sont coupées court et les nœuds tournés vers le vagin.

Une suture de Lembert au catgut réunit le lambeau péritonéal antérieur au lambeau postérieur: elle s'étend d'un ligament infundibulo-pelvien à l'autre, et sépare la cavité péritonéale du vagin.

La cavité péritonéale est desséchée avec de la gaze stérilisée, la cavité abdominale fermée sans drainage et la malade remise dans la position de la taille.

La gaze remplissant le vagin est enlevée et remplacée par une lanière de gaze, qui draine l'espace supra-vaginal et sous-péritonéal.

L'opération est finie et la malade peut être remise dans son lit.

Cette manière de faire comporte quelques modifications suivant les cas :

Si les ovaires ou les trompes contiennent ou paraissent contenir des éléments d'infection, on les lie et on les enlève aussitôt après l'ouverture du ventre.

Si la tumeur remonte au-dessus de l'ombilic ou pèse plus de 4 kilogr., on met la ligature élastique autour de la portion cervicale, après dissection des lambeaux péritonéaux ; on procède à l'ablation de la partie sus-jacente de la tumeur, on cautérise le canal cervical avec le thermocautère ou une tablette de sublimé corrosif, on dégage et on retire le col comme il a été dit plus haut.

S'il y a des fibromes multiples ou intraligamentaires remplissant le bassin, on commence par énucléer le ou les fibromes ; l'hystérectomie vient après.

Les avantages de ce procédé seraient les suivants, d'après Edebohls :

a) L'hémostase des artères utérines est facile par suite du tamponnement vaginal.

*b*) Le danger de blesser la vessie et les uretères est réduit au minimum, ces organes étant compris dans le lambeau péritonéal antérieur et rejetés avec lui hors du champ opératoire.

c) La fermeture du péritoine est aussi parfaite que possible.

*d*) Le traitement post-opératoire est nul. Les malades quittent le lit à la fin de la deuxième semaine et l'hôpital à la fin de la troisième.

e) La durée de l'opération est courte ; elle n'a jamais dépassé une heure et demie et, dans les trois derniers cas, elle n'a été que de une heure et même moins.

f) Les résultats sont bons ; six opérations avec six guérisons. Une seule des malades est morte, mais quelque temps après, et de dégénérescence graisseuse du muscle cardiaque préexistant à l'opération.

La technique suivie par Chrobak, Edebohls, Lennander, a toujours été la même, et les statistiques sont excellentes, puisque, sur 39 opérations, il n'y a pas eu une mort.

C) **Procédé de Martin.** — Ce procédé est plus simple que celui de Chrobak, et plus rapide, puisque, pour 30 opérations, la durée moyenne a été de 46 minutes ; dans quelques cas, elle n'a pas dépassé 19 minutes (Boldt).

En voici les grandes lignes :

Après laparotomie, la tumeur est attirée hors de l'abdomen.

Un lien constricteur est mis sur le col.

Ligature du ligament infundibulo-pelvien, et ligatures isolées au-dessous des annexes sur les gros plexus veineux souvent variqueux à ce niveau.

Ablation de la partie de la tumeur située au-dessus du lien élastique.

Ouverture du cul-de-sac postérieur, le doigt d'un aide introduit dans le vagin servant de guide. L'incision doit porter directement sur la face postérieure du col.

Le bord postérieur de l'incision est saisi avec une pince tire-balles.

L'index gauche est introduit par en haut dans le cul-de-sac vaginal postérieur, et sur son index, Martin enfonce l'aiguille pour les sutures qui doivent réunir la tranche vaginale à l'incision péritonéale, comme dans l'hystérectomie vaginale. Les parties liées sont toujours prises aussi petites que possible, et ces sutures peuvent, dans quelques cas, être placées avant l'incision large du cul-de-sac.

Deux à trois sutures suffisent généralement. Même conduite sur les côtés et en avant.

Le col qui se trouve libéré est retiré par l'abdomen.

La fente du plancher pelvien est rétrécie par une suture continue au catgut.

Drainage vaginal, si Martin le croit nécessaire. Fermeture de la plaie abdominale.

La table employée est celle de Horn, mais Martin cite Trendelenburg qui s'est servi de sa table, dans deux cas, avec un plein succès.

Lorsque le volume de la tumeur n'exige pas l'usage de la ligature élastique, Martin opère en un temps, et le col est retiré par l'abdomen en même temps que le reste de la tumeur.

Au Congrès de Bruxelles, en septembre 1893, Martin, opérant à la clinique du Dr Jacobs, réunit tous les fils en un faisceau qui fut passé dans le vagin et retiré par la vulve, sans doute pour assurer le drainage (1).

Ce procédé est simple, assez rapide, et présente le grand avantage de ne pas nécessiter une instrumentation spéciale. Le nombre des sutures et la difficulté de bien les placer sont l'inconvénient le plus sérieux.

D) **Procédé de Polk** (2). — Un des plus répandus en Amé-

(1) F. Gross. Hyst. abdom. vagin., et hyst. abdom. tot. pour fibromes utérins *Semaine médicale*, 25 février 1893.

(2) Polk. Extirpation of the entire uterus by the suprapubic method. *American Journ. of Obstet.*, 1892, t. XXVI, p. 726-742.

rique, il se rattache absolument au procédé de Martin, dont il n'est qu'une répétition.

Comme les autres chirurgiens, Polk insiste longuement sur la désinfection rigoureuse de la paroi abdominale et du vagin.

Incision habituelle sur la ligne blanche, l'incision étant prolongée très bas, vers la symphyse.

L'utérus est laissé dans la cavité abdominale, et les vaisseaux ovariens sont liés, l'organe étant dans sa situation normale. Cette première ligature est mise en dehors de l'ovaire.

Une autre ligature ou une pince est placée sur le même vaisseau, tout contre l'utérus, pour s'opposer au reflux du sang.

La partie supérieure du ligament large et le ligament rond sont pris dans une seconde ligature, et il n'y a pas à craindre le reflux du sang qui est insignifiant.

Les vaisseaux ovariens sont alors coupés entre les ligatures, et l'utérus est séparé du ligament rond et du ligament large jusqu'à sa base.

Il est attiré hors du ventre.

Si la tumeur est grosse et pesante, une ligature élastique est mise aussi bas que possible, et on enlève toute la partie située au-dessus.

Est-elle au contraire de dimensions moyennes, Polk procède d'un coup à la ligature des vaisseaux utérins.

La tumeur étant rejetée vers la symphyse, il enfonce un doigt le long du col sur la base du ligament large, et pince l'artère utérine entre ce doigt et le pouce placé en avant ou en arrière du ligament selon le cas.

Le vaisseau est chargé sur une aiguille à anévrysme, isolé et lié.

Pareille manœuvre est répétée du côté opposé, et l'utérus est séparé du vagin.

Mais auparavant, à un travers de doigt environ au-dessus du pli utéro-vésical, Polk trace une incision qui contourne la tumeur en descendant dans le cul-de-sac postérieur, et décolle le péritoine jusqu'à ce que le vagin soit ouvert.

Il coupe alors directement au ras du col, saisit les points saignants et les lie au catgut.

Il fait ensuite quatre longues sutures au catgut :

La première passe à travers la paroi vaginale antérieure et le bord du péritoine qui se réfléchissait, avant la section, de la vessie sur la tumeur ;

La deuxième réunit la paroi vaginale postérieure au péritoine du cul-de-sac de Douglas ;

La troisième et la quatrième sont placées de chaque côté, et amènent le péritoine au contact de la tranche latérale du vagin.

Ces sutures réunissent la partie supérieure du vagin sectionné, aux bords correspondants de la plaie péritonéale. Elles sont serrées et les extrémités libres sont réunies par un nœud et poussées dans le vagin où le nœud est saisi avec une pince et attiré en bas, accolant ainsi les surfaces péritonéales.

Le vagin est lavé avec de l'eau et tamponné légèrement avec de la gaze iodoformée qui reste presque toujours appliquée contre les surfaces péritonéales, et ne s'avance entre elles que s'il y a eu des manœuvres pénibles faisant redouter un suintement. Dans ce cas, on introduit par l'abdomen un tube à drainage en verre jusqu'au fond du cul-de-sac de Douglas.

La plaie abdominale est ensuite fermée et la malade remise dans son lit.

Le traitement consécutif comprend le nettoyage du tube à drainage, sa suppression au bout de douze ou vingt-quatre heures, un laxatif le troisième jour, et l'ablation de la gaze vaginale le troisième ou le quatrième jour.

Nous verrons plus tard que Polk n'a eu que très peu d'insuccès par cette façon d'opérer.

Presque rien ne la sépare de celle de Martin, en dehors des sutures vagino-péritonéales au nombre de trois ou quatre pour chaque face avec Martin, tandis que Polk en met une seulement. Le surjet destiné à rétrécir l'orifice du petit bassin est remplacé ici par l'abaissement et l'accolement des bords péritonéaux. Polk a donc supprimé toute la partie réellement difficile dans le procédé de Martin, les nombreuses sutures hémostatiques vagino-péritonéales et le surjet pelvien; la méthode américaine est plus simple, elle semble tout aussi bonne.

Baldy suit un manuel opératoire presque semblable; à noter seulement trois légères différences :

Un surjet au catgut ferme l'incision vaginale;

L'incision péritonéale est également suturée;

Il n'emploie jamais de drainage.

Tout récemment, le Dr Lanphear (1) a publié dans le *Medical Record* un article relatant son procédé opératoire et ses résultats. On en trouvera la traduction dans les *Annales de gynécologie et d'obstétrique* (septembre 1893).

Nous nous contenterons de décrire les précautions antiseptiques prises avant l'opération, et les modifications apportées par l'auteur à la technique habituellement suivie.

La malade sera couchée au moins deux jours avant l'opération; l'avant-veille et la veille, elle prendra un purgatif salin;

(1) Dr Lanphear. *Medical Record*, 1er juillet 1893. Trad. in *Annales de gyn. et d'obst.*, septembre 1893.

la veille, elle prendra également un grand bain savonneux, les organes génitaux seront rasés, l'abdomen et la vulve frictionnés avec de la poudre d'iodoforme et recouverts par un pansement à la gaze iodoformée. Le matin de l'opération, grand lavement et injection vaginale boriquée.

La malade étant endormie, on lave de nouveau à l'eau chaude et au savon, puis à l'éther, toute la région opératoire, abdomen, vulve, vagin et face interne des cuisses. Ces parties sont ensuite lavées avec une solution concentrée de permanganate de potasse jusqu'à ce qu'elles aient acquis une coloration acajou foncé, puis décolorées par une solution forte d'acide oxalique, enfin lavées avec une solution de sublimé à 1 p. 1000. On pratique une injection vaginale avec la même solution.

Pendant l'opération, asepsie seulement. Après laparotomie, l'auteur fait la ligature des vaisseaux ovariens et du ligament large, l'utérus étant en place, section entre la ligature et une pince accolée à l'utérus. L'organe ainsi dégagé est attiré facilement à travers la plaie abdominale.

Incision du cul-de-sac vésico-utérin et décollement de la vessie ; arrivé au voisinage du col, l'opérateur met un doigt dans le vagin et perfore le cul-de-sac antérieur aux ciseaux.

Même manœuvre, mais plus facile, en arrière. L'utérus ainsi dégagé sur ses deux faces est confié à un aide qui le tire en haut et latéralement; on introduit alors une pince à hystérectomie de Polk par le vagin, laissant une main dans le ventre pour guider les mors de l'instrument. Il faut placer la pince aussi près de l'utérus que possible et s'assurer que son extrémité supérieure atteint le niveau où les ligatures s'arrêtent.

On sectionne ensuite ce pédicule latéral et on agit de même du côté opposé.

L'utérus est alors enlevé en bloc par l'abdomen avec sa ou ses tumeurs et les annexes.

Lavage de la cavité péritonéale.

Absence de sutures pelviennes.

Ce procédé ne présente d'autre intérêt que la substitution d'une pince à ligament large à la ligature habituelle de l'artère utérine ; cet avantage semble balancé par la difficulté de cette manœuvre abdominale et vaginale.

La suppression des sutures péritonéales réalise encore une économie au point de vue de la durée de l'opération ; il reste à savoir si cette pratique plus simple est préférable à celle de Martin et de Polk. La statistique de l'auteur, qui ne comprend que cinq cas, avec un décès par hémorrhagie secondaire, est insuffisante pour se prononcer. Quant au fait d'enlever de cette façon par la voie sus-pubienne un utérus présentant un cancer du col et une tumeur fibreuse du corps, ce qui est la pratique courante de Lanphear, il suffit, pour le juger, de voir le discrédit où est tombée l'opération de Freund. C'est d'ailleurs ce qu'en pense l'auteur lui-même, qui croit maintenant sa pratique inférieure à l'opération laparo-vaginale de Péan.

E) **Procédé de Guermonprez** (1). — Le Dr Péan, un des premiers, fit l'ablation totale ; nous avons vu qu'il avait renoncé à la voie abdominale en faveur de la voie combinée.

C'est à M. le Dr Guermonprez et à M. le Dr Doyen que revient le mérite d'avoir attiré l'attention sur ce procédé de cure radicale.

(1) Dr Guermonprez. Com. *Acad. de méd.* Séances du 15 et du 22 septembre 1891. MM. Guermonprez et Duval. *Société anatomo-clinique de Lille*, 9 mars 1892.

Dr Duval. Thèse Paris, 1892.

Le manuel opératoire suivi par M. Guermonprez est exposé tout au long dans deux communications à l'Académie de médecine, et dans la thèse de son élève, le Dr Duval; il comprend les temps suivants :

1° La section des deux ligaments larges, en s'arrêtant à peu de distance des artères utérines ;

2° La section transversale du péritoine vésico-utérin;

3° La séparation des deux organes au moyen des doigts, en prolongeant ce temps opératoire jusqu'à sentir la lèvre antérieure du museau de tanche;

4° L'ouverture de la limite supérieure du vagin, au moyen d'une simple boutonnière pratiquée longitudinalement sur la ligne médiane et sur sa paroi antérieure ;

5° La transfixion du vagin suivant le plan antéro-postérieur, au moyen d'une solide sonde cannelée que l'on fait sortir dans le cul-de-sac de Douglas;

6° L'hémostase est assurée avant l'exérèse au moyen de deux pinces-clamps si bien accréditées pour l'oophorectomie et la salpingectomie.

Ce procédé a un défaut; il n'a pas été appliqué, du moins par M. Guermonprez, aux tumeurs volumineuses, les seules, à notre avis, qui doivent relever de l'hystérectomie abdominale totale; il n'a donc pas reçu la consécration opératoire des autres procédés. Enfin la transfixion antéro-postérieure du vagin ne semble pas être une manœuvre précise, rigoureuse, comme la libération du col dans les procédés de Chrobak et de Martin. On pourrait encore ajouter que les résultats connus ne plaident pas suffisamment en sa faveur (3 opérations, 2 morts).

F) **Procédé de Doyen** (1). — Le Dr Doyen, en septembre 1891,

(1) Dr Doyen (Reims). *Arch. Prov. de chirurg.*, 1892, t. I, p. 498. Com. *Soc. de chirurg.*, novembre 1893 ?

suivit pour la première fois une méthode opératoire différant totalement des autres par l'absence d'hémostase préventive, le pincement des vaisseaux suivant ici la décortication de la tumeur au lieu de la précéder.

L'absence d'hémostase est basée sur la disposition anatomique des vaisseaux, telle que le cercle artériel utéro-ovarien est le seul susceptible de donner un jet central de quelque importance. Il suffit donc d'attaquer la tumeur à son centre, en respectant les vaisseaux périphériques; le sang qui s'écoule est du sang résidual, et l'hémorrhagie est sensiblement la même, que l'on ait ou non appliqué au niveau de l'isthme un lien élastique. Une simple ligature jetée au-dessous des annexes suffira d'ordinaire pour assurer une hémostase suffisante, et l'on verra quel usage est ensuite fait de ces pédicules vasculaires conservés.

L'opération se pratique ainsi :

La tumeur sortie du ventre et rabattue en avant sur le pubis recouvert de serviettes stérilisées, le péritoine est incisé d'un seul coup depuis le cul-de-sac de Douglas jusque sur le point le plus saillant de la tumeur.

Le cul-de-sac postérieur est ouvert de haut en bas sur une longue pince courbe introduite dans le vagin; on s'assure que l'orifice créé en arrière du col est suffisant, en faisant pénétrer par l'ouverture, de haut en bas, l'index gauche introduit par la cavité abdominale, et en portant à sa rencontre par le vagin l'index droit.

Le péritoine est alors vivement sectionné sur toute la surface de la tumeur, de façon que la section, en forme de raquette, et partant, pour y revenir, de la section longitudinale postérieure de la séreuse, suive à peu près l'équateur de la tumeur, et passe latéralement au-dessus des annexes, et en avant, très loin de la vessie.

L'aide maintenant tendu entre ses doigts le ligament large gauche, on le détache de l'utérus en rasant le bord utérin, et en laissant en dehors de la section l'arcade artérielle. Une ligature placée au-dessous des annexes suffit d'ordinaire pour assurer l'hémostase.

La séreuse est alors rapidement décollée, avec les doigts ou des ciseaux mousses, des faces antérieure et postérieure de la tumeur, et le deuxième ligament large est à son tour détaché et lié. Il ne reste plus qu'à libérer dans la profondeur le col utérin, dont le museau de tanche apparait par l'ouverture du cul-de-sac postérieur.

On saisit ce dernier avec une pince à griffes et on le détache de bas en haut, à l'aide du bistouri ou des ciseaux mousses. C'est à peine s'il est nécessaire de lier isolément une ou deux artérioles, au voisinage du col.

L'ablation totale de l'utérus par cette méthode de décortication sous-péritonéale dure de cinq à huit minutes à peine.

La tumeur enlevée, on attire rapidement par le vagin, à la suite des deux ligatures, toute la collerette péritonéale qui descend parfois jusqu'à mi-cuisses, ainsi que les annexes. Une grande pince à ligaments larges et une pince de renfort sont placées au-dessus de celles-ci, comme après une hystérectomie vaginale, mais presque toujours sans abandonner le côté droit de la malade, que l'on peut opérer sur une simple table.

Les annexes et une partie de la collerette sont coupées au-dessous des pinces, et il ne reste plus qu'à faire la toilette du péritoine.

On s'assure en examinant la cavité pelvienne, que les pinces n'y font aucune saillie; on place au fond du cul-de-sac postérieur un drain de fort calibre; la cavité pelvienne est arrosée d'une petite quantité d'eau stérilisée, et le péritoine est suturé au niveau du détroit supérieur.

Quand il est possible, on peut appliquer tout d'abord deux à trois points de sutures séreuses au niveau de l'orifice vaginal. On replace alors le rectum dans le petit bassin, et on ferme la séreuse au niveau du détroit supérieur en fixant l'un à l'autre, suivant leur laxité, par une suture en bourse et par des points séparés, le péritoine qui recouvre la vessie, le cæcum, l'S iliaque et l'orifice pelvien.

L'opération dure vingt-cinq à trente minutes, y compris la fermeture du ventre dans les cas simples, et exceptionnellement quarante-cinq minutes, une heure ou une heure et quart. La tumeur est-elle très adhérente, il peut être impossible de commencer par la perforation du cul-de-sac postérieur : il suffit en pareil cas d'inciser d'emblée la surface de la tumeur en son point culminant, et de l'énucléer rapidement avec les doigts et à grands coups de ciseaux, afin de libérer le champ opératoire. La masse principale énucléée, il reste à extraire l'utérus lui-même. On perfore à ce moment le cul-de-sac postérieur, et on détache comme d'habitude les ligaments larges, le col et la vessie.

Existe-t-il, comme complication de la tumeur utérine, une tumeur solide ou liquide des annexes ou du ligament large, on en pratique également la décortication sous-séreuse, et le péritoine qui la revêtait est attiré dans le vagin avec le reste de la collerette.

Il est utile, si la tumeur est volumineuse, de la soulever à l'aide de l'ingénieux appareil de Reverdin (1) ; on éprouve ainsi

(1) Le professeur A. Reverdin (de Genève) se sert d'un appareil qui rend les

plus de facilité à extraire la totalité du col, devenu très accessible.

Comme le fait remarquer M. Doyen lui-même, ce procédé présente des caractères qui lui donnent une physionomie à part ; l'absence d'hémostase préventive, la confection de la collerette péritonéale, le mode d'hémostase définitive et enfin la fermeture du péritoine pelvien.

Nous laisserons de côté ce dernier point qui semble le moins important.

L'inutilité de l'hémostase préventive, au contraire, est le fait essentiel ; elle rend le procédé applicable à tous les cas, même à ceux où le volume du fibrome ne permet pas d'atteindre les ligaments larges rejetés au-dessous de lui, ou de former un pédicule pour le lien élastique, elle est encore un des principaux facteurs de cette rapidité d'exécution qui permet d'enlever une énorme tumeur en quelques minutes.

Ces avantages ne sont pas compensés par des inconvénients, puisque la perte de sang est minime et que l'opération a donné d'excellents résultats, même chez les malades très anémiées.

La vaste collerette péritonéale, en facilitant les sutures de la fin, permet encore de rejeter dans le vagin la totalité des pédi-

plus grands services, lorsque l'on a affaire à un fibrome volumineux. Cet appareil, maintenant très perfectionné par M. Collin, était ainsi disposé au début : une boucle solide était fixée au plafond de la salle d'opérations. Dans cette boucle passait une corde pourvue, vers sa partie moyenne, d'un crochet. A l'extrémité de la corde était liée une chaîne d'un mètre de long, se divisant en deux chaînettes, terminées elles aussi par des crochets.

L'appareil se maniait de la façon suivante : la tumeur étant solidement saisie par la pince de Museux, on adapte les crochets des chaînettes aux anneaux de la pince, puis on tire sur la corde. La boucle du plafond sert de poulie et graduellement la tumeur s'élève. On modifie la direction de la traction, en accrochant la chaîne avec le crochet dont la corde est munie.

cules vasculaires, et d'assurer l'hémostase définitive avec des pinces, ce qui supprime toute crainte d'hémorrhagie primitive ou secondaire.

Ce procédé se recommande donc non seulement par des qualités brillantes, mais encore par sa sécurité, et la statistique du Dr Doyen en est la meilleure preuve.

Le Dr Delagenière (du Mans), dans cinq opérations qu'il a bien voulu nous relater, emploie une méthode quelque peu différente.

La malade est étendue sur un plan incliné ;

Incision abdominale remontant, si le cas l'exige, au-dessus de l'ombilic.

Section sous-salpingo-ovarienne des ligaments larges.

Incision circulaire en collerette autour de la tumeur.

Puis incision postérieure complémentaire pour permettre d'atteindre le vagin.

Un instrument en forme de tire-bouchon mis dans la tumeur sert à la mobiliser et à l'attirer au dehors.

Les autres temps ne présentent rien de particulier.

En résumé : les procédés d'ablation totale par la voie sus-pubienne forment trois groupes se rattachant aux trois manuels opératoires typiques.

*Premier groupe.* Chrobak, Edebohls, Lennander.

*Deuxième groupe.* Martin, Polk.

*Troisième groupe.* Doyen, Delagenière.

Les procédés de Guermonprez et de Lanphear sont intermédiaires et ne peuvent pas être rangés dans l'une ou l'autre de ces catégories.

---

# CHAPITRE IV

## § 1. — Parallèle des principaux procédés d'ablation totale abdominale et abdomino-vaginale.

Nous avons vu les inconvénients de la double voie vaginale et abdominale.

Elle est inapplicable dans quelques cas, difficile dans quelques autres, et expose plus que toute autre à des fautes d'antisepsie.

Elle ne paraît indiquée que dans un seul cas, la concomitance d'un cancer du col et d'une tumeur fibreuse du corps.

L'hystérectomie abdominale totale ne présente aucun de ces inconvénients.

Tous ces temps s'effectuent à ciel ouvert, dissection de la vessie, ligature et section des ligaments larges.

L'hémostase est facile et parfaite.

La suture du plancher pelvien ne présente aucune difficulté.

Ces avantages sont tous obtenus avec les différents procédés d'ablation totale par la voie sus-pubienne.

Mais entre ces procédés, en est-il quelques-uns qui présentent des caractères particuliers leur conférant une sorte de supériorité?

Nous pouvons voir qu'ils rentrent tous dans deux catégories :

Les uns à collerette péritonéale ;

Les autres sans collerette péritonéale.

A priori, cette collerette, disséquée par Chrobak, Doyen, Edebohls, Lennander, en permettant de faire une section parfaite du plancher pelvien, semble supérieure à la suture directe du péritoine vésical au péritoine du cul-de-sac de Douglas. Elle rétablit le plancher pelvien dans le *statu quo ante*, ferme complètement la cavité péritonéale et la sépare du vagin. Elle est enfin d'une application plus facile que les nombreuses sutures destinées à fermer la cavité pelvienne ou les fentes du tissu cellulaire pelvien, sutures qui sont utiles, mais prolongent singulièrement l'opération.

L'absence ou l'existence du drainage pourrait constituer une autre ligne de démarcation entre les nombreux procédés. On sait que Bardenheuer avait eu pour but, en supprimant le pédicule, de faciliter le drainage de la cavité péritonéale. L'opération idéale ne semble pas devoir comprendre le drainage; Chrobak et Martin pratiquent aussi souvent que possible la suture du dôme vaginal et du péritoine pelvien (1). Mais des adhérences nombreuses et vasculaires, des lésions inflammatoires du petit bassin, obligent d'y recourir et aucun chirurgien n'oserait le supprimer avec de semblables lésions. L'existence du drainage ou sa suppression n'obéissent pas à une règle fixe, elles dépendent de circonstances nombreuses, asepsie ou antisepsie, adhérences, lésions suppurées, etc.

Entre tous les procédés, celui de M. Doyen nous paraît mériter une place à part, par sa collerette permettant une fermeture aussi complète qu'il est nécessaire du plancher pelvien, par l'absence d'hémostase préventive, et par la substitution des pinces aux ligatures pour l'hémostase définitive.

On aurait d'ailleurs mauvaise grâce à discuter plus longtemps

(1) La statistique de M. Martin, donnée dans la dernière édition de son *Traité des maladies des femmes*, est édifiante à cet égard.

Sur 97 cas, 43 fois le péritoine n'est pas fermé, mortalité 30,22 p. 100; 54 fois, ce péritoine est fermé, mortalité, 9,5 p. 100.

sur la valeur respective de telle ou telle méthode; elles se recommandent toutes par des mérites divers, et c'est au temps et surtout aux statistiques qu'il appartient de trancher la question.

### § 2. — Reproches adressés à l'ablation totale.

Il faudrait se garder de croire que l'hystérectomie abdominale totale n'a eu que des admirateurs, elle a trouvé aussi un certain nombre d'adversaires.

Brennecke (1), un des premiers, a fait ressortir les difficultés opératoires; Chrobak, qui s'était plu à reconnaître ces difficultés, propres à mettre en relief le mérite de l'opérateur, a fait remarquer à ce propos que pour avoir le droit de critiquer le procédé, il fallait l'avoir appliqué, et que les reproches gratuits de Brennecke ne pouvaient rien contre dix-sept succès sur dix-sept opérations.

Pareille objection ne pourrait être faite à Baldy (2), un autre détracteur de l'ablation totale. Il semble n'avoir pratiqué cette opération qui lui a cependant donné quatre succès sur cinq cas que pour donner plus de poids à ses critiques. C'est un véritable réquisitoire qu'il prononce contre elle. Il l'accuse de provoquer la septicémie, les hémorrhagies et le shock, bien plus souvent que les amputations partielles. Il va même jusqu'à l'accuser de raccourcir le vagin, ce qui, paraît-il, serait un sérieux inconvénient, surtout chez les femmes mariées (especially in married women).

Tous ces reproches ne sont pas bien sérieux. Du raccour-

(1) BRENNECKE. Ein Wort über die Schröder'sche Method der Myomotomie. *Zeitsch. für Geb. und Gynäk.*, 1891, Bd XXI, p. 67.

(2) BALDY. Com. au *Pan American med. Congress*, in *Amer. Jour. of obst.*, novembre 1893, p. 703.

cissement vaginal, il n'y a rien à dire : l'hystérectomie vaginale, cependant si attaquée et qui devrait endosser la même responsabilité, ne s'est jamais vu accuser de ce méfait, même par ses plus ardents détracteurs.

L'hémorrhagie primitive est facile à combattre.

L'hémorrhagie secondaire est moins à craindre avec la ligature ou le pincement des ligaments larges, qu'avec un pédicule plus ou moins gros et un lien élastique ayant toujours tendance à glisser.

L'ouverture du vagin, au dire de Baldy, exposerait bien plus à la septicémie, que l'amputation supra-vaginale. C'est au moins une opinion discutable, car autant la désinfection vaginale est généralement facile, autant l'antisepsie de la muqueuse utérine est difficile à réaliser.

Le shock, si redoutable aux malades, serait favorisé par une longue éthérisation et des manipulations prolongées; mais l'hystérectomie abdominale totale ne demande le plus souvent qu'une heure, ce qui ne constitue pas une opération de longue durée, et les manipulations ne sont pas plus pénibles que dans l'ablation d'un pyosalpinx adhérent. Baldy avait sans doute besoin de ces récriminations pour justifier ses prédilections pour l'amputation supra-vaginale.

Les avantages de l'hystérectomie abdominale totale sont évidents.

Ses inconvénients sont hypothétiques.

Elle constitue au moins théoriquement une bonne opération.

Il reste à connaître les résultats qu'elle fournit dans la pratique.

Se présente-t-elle avec des difficultés extrêmes? Nous verrons par les accidents opératoires qu'il n'en est rien.

Sa mortalité est-elle forte ? Au contraire, si l'on en croit certaines statistiques, c'est une opération presque bénigne. Il ne serait cependant pas sage de prendre cette assertion au pied de la lettre.

---

## CHAPITRE V

### Accidents opératoires et post-opératoires.

#### I. — Accidents opératoires.

Ces accidents ne présentent rien de particulier dans l'hystérectomie abdominale totale.

On éprouve ici les mêmes ennuis que dans toute laparotomie, et ces incidents sont presque toujours imputables à l'opérateur et non à l'opération.

Les manœuvres dans le petit bassin ou dans la grande cavité péritonéale sont toujours délicates et elles exposent soit à l'hémorrhagie, soit à la blessure d'un des organes pelviens.

Hémorrhagie. — L'hémorrhagie peut se produire au moment même de l'opération, mais nous n'avons pas connaissance que cette complication ait jamais mis en danger la vie de la malade, comme on l'a si souvent observé au début des interventions abdominales, alors que les moyens d'hémostase et la technique laissaient encore à désirer.

Dans l hystérectomie abdominale totale, l'opération bien conduite se fait presque sans aucune perte de sang, avantage inappréciable si l'on tient compte de l'anémie que présentent bien souvent les malades atteintes de fibromes. On ne peut pas en effet appeler hémorrhagie l'écoulement de sang résidual qui s'échappe de la tumeur au moment de la dissection des lambeaux péritonéaux, ou au moment de l'ablation du fibrome, lorsque l'opération se fait en deux temps.

Des adhérences avec des vaisseaux du petit bassin peuvent amener la rupture d'une veine, veines iliaques interne ou externe, ou branches afférentes, mais il s'agit là d'un accident bien rare que nous ne trouvons signalé nulle part, et pouvant également se produire dans un cas de pyosalpinx adhérent. Le suintement sanguin parfois très abondant, qui se produit lorsque l'on déchire les adhérences reliant la tumeur au péritoine pariétal, à l'épiploon ou à l'intestin, ne prend non plus jamais des proportions inquiétantes.

On le prévient d'ailleurs par le pincement ou la ligature des adhérences vasculaires, et on l'arrête par un tamponnement avec des compresses aseptiques ou la gaze iodoformée.

La ligature en faisceaux des ligaments larges pourrait exposer à la blessure des volumineux plexus veineux qui se trouvent souvent sur les côtés de la tumeur, aussi est-il d'usage de n'employer qu'une aiguille mousse qui met à l'abri de cet accident.

Nous énumérons toutes ces causes d'hémorrhagie, mais sans conviction, car elles entrent très rarement en ligne de compte et nous ne les voyons notées dans aucune des observations que nous avons parcourues. Il en est tout autrement des lésions des organes pelviens, surtout de la vessie et des uretères.

Vessie. — La dissection de la vessie constitue le grand écueil. C'est un temps toujours délicat de l'hystérectomie totale, qu'elle soit abdominale ou vaginale.

La blessure de la vessie est d'autant plus à craindre que ses rapports normaux sont modifiés par le développement de la tumeur, et qu'elle est parfois étalée sur la face antérieure de l'utérus fibromateux et aussi développée dans le sens vertical que dans le sens transversal. On insiste partout sur les précautions à prendre, et sur la nécessité de la bien délimiter par la vue, le toucher et le cathétérisme avec une grande sonde métallique.

La vessie reconnue, il reste à la disséquer, et cette manœuvre est d'autant plus dangereuse que la partie adhérente à la tumeur repose sur une surface non pas lisse et unie, mais habituellement irrégulière, avec des saillies et des dépressions que l'on doit suivre de très près, avec le doigt, la spatule ou les ciseaux, si l'on veut respecter l'intégrité du réservoir urinaire.

A. Martin, dans son travail, raconte que, deux fois au cours de la séparation du pédicule et de la vessie, il lui est arrivé de léser cet organe, en enlevant une partie de sa tunique musculaire, mais sans toutefois perforer sa muqueuse. Dans ces deux cas, il se produisit une hémorrhagie en nappe assez abondante et bien explicable si l'on songe à la vascularisation des parois vésicales, et il fallut pour l'arrêter un surjet au catgut.

Ce serait également la ligne de conduite à suivre si la perforation de la vessie était faite et reconnue pendant l'opération; on devrait, par deux plans de suture, oblitérer la solution de continuité, et faire un drainage permanent avec une sonde de de Pezzer ou de Malécot. Les guérisons ainsi obtenues sont maintenant assez nombreuses. Le traitement serait encore le même si l'on ne s'apercevait de la lésion vésicale qu'après la fermeture du ventre, et que l'on supposât une plaie intra-péritonéale. On devrait ouvrir de nouveau l'abdomen, suturer la plaie vésicale et drainer la vessie avec une sonde à demeure (1).

(1) Si cette lésion ne se traduisait que par une fistule survenant quelques jours

Uretères. — Les lésions de l'uretère, section, déchirure ou ligature, rentrent également dans la catégorie des accidents possibles; nous disons possibles, car nous ne les voyons signalés que dans une des observations que nous avons lues (observation de M. Goullioud, fistule uretérale droite). Peut-être faut-il en rechercher la cause dans une attention plus soutenue de la part des opérateurs, et dans une plus grande habileté opératoire, fruit d'une longue expérience. En tout cas, il ne peut être que très utile de recourir aux procédés à lambeaux péritonéaux de Chrobak et de Doyen. La dissection de ces lambeaux, surtout lorsqu'elle empiète sur le tissu musculaire de l'utérus, met presque toujours à l'abri de cet accident.

Le bas-fond de la vessie et les uretères sont rejetés en avant et en dehors du champ opératoire, et se trouvent par conséquent à l'abri de toute atteinte.

Si pareille mésaventure survenait, le traitement varierait suivant la nature de la lésion. Deux cas peuvent se présenter:

Tantôt il s'agit d'une simple blessure latérale, d'une lésion partielle; tantôt, l'uretère est arraché, séparé de ses connexions, voué à la mortification.

Dans le premier cas, les deux bouts sont suturés avec une série de fils de soie, comme une plaie de l'intestin. Dans l'observation de Schopf (laparotomie), la malade mourut de péritonite à la fin du second mois.

Deuxième cas. — M. Pozzi (1) a relaté un accident sem-

après l'opération, et s'ouvrant dans le vagin, on lui appliquerait soit le traitement habituel de la fistule vésico-vaginale, soit l'occlusion vaginale (colpokleisis) si les opérations directes restaient sans effet.

(1) Dr Pozzi. *Cong. franç. de chirurg.*, avril 1891. In *Annales de gynécologie*, avril 1891, p. 322-324. (Des blessures de l'uretère dans les laparotomies.)

blable survenu au cours d'une laparotomie, et la conduite adoptée fut la suivante : le bout supérieur de l'uretère fut fixé à la plaie abdominale ; la cavité péritonéale fut tamponnée avec un sac de Mikulicz, contenant une sonde. Huit jours après, l'urine sortait par le pansement. L'écoulement de l'urine fut assuré par une sonde sus-pubienne et par une sonde vésicale. Deux mois après, la néphrectomie fut faite ; et le rein ne présentait aucune lésion de pyélo-néphrite ascendante.

Lorsque la longueur du bout supérieur de l'uretère le permet, on peut l'anastomoser avec la vessie, soit par greffe directe, soit par autoplastie.

La néphrectomie, pour les fistules uréthrales, le colpokleisis pour les fistules vésico-vaginales, seront la ressource ultime pour ces deux variétés de fistules justement appelées gynécologiques, lorsque les autres traitements auront échoué.

Intestin. — L'instestin est moins souvent lésé, ce qui se comprend sans peine, son volume attirant l'attention du chirurgien, tandis que l'uretère passe inaperçu et se trouve lié ou déchiré à l'insu de l'opérateur.

L'intestin peut être adhérent à la tumeur ou englobé dans une masse inflammatoire paramétritique remplissant le cul-de-sac de Douglas.

Lorsqu'il existe des adhérences, elles seront détachées avec soin, et si cette dissection présente des dangers, on laissera une mince lamelle fibreuse adhérer à l'intestin. La surface saignante sera touchée au thermocautère, si elle est étendue, et non suturée. On la fixera par quelques points de suture au péritoine pariétal au voisinage de la plaie abdominale drainée. Cette manière de faire évitera la formation d'adhérences, cause fréquente d'étranglement interne.

Si l'intestin est adhérent par l'intermédiaire d'une masse inflammatoire, ce qui arrive surtout au niveau du rectum et de l'S iliaque, il peut être déchiré à sa face antérieure sur une plus ou moins grande étendue.

Cet accident qui ne présente guère de danger dans l'hystérectomie vaginale, où le drainage est facile, ainsi que l'a montré le Dr Segond au Congrès de Bruxelles, revêt un tout autre caractère dans l'hystérectomie abdominale totale. Il serait dangereux ici de compter sur la guérison spontanée, et de ne pas tenter la suture immédiate de la plaie intestinale. C'est la conduite à suivre, et c'est ce qu'a fait le Dr Doyen dans un cas avec succès.

En dehors de l'hémorrhagie et de la blessure de la vessie, des uretères et de l'intestin, les autres accidents ne présentent rien de particulier. On a encore signalé le collapsus, le shock qui peuvent survenir même pendant l'opération. Ils sont à redouter dans l'ablation totale, comme dans toute grande intervention, et peut-être même le sont-ils plus, du fait de l'anémie des malades. Nous n'insisterons pas sur les précautions à prendre et sur les avantages d'une opération rapide et d'une chloroformisation de peu de durée.

### § II. — Accidents consécutifs.

Il sont de deux ordres : les uns, légers, retardent simplement la guérison ; les autres, graves, entraînent presque toujours la mort. Nous ne parlerons maintenant que des premiers, les autres étant plus à leur place lorsque nous traiterons des causes de mort.

Les accidents légers ne sont pas propres à l'hystérectomie totale, on les trouve ici comme dans toute laparotomie. On désigne sous ce nom les abcès de la paroi et l'élimination des fils.

Les abcès de la paroi sont assez souvent notés, et doivent être attribués à une asepsie insuffisante ; ils ne sont pas imputables à l'opération elle-même. Il est facile d'y remédier par une antisepsie plus rigoureuse.

L'élimination des fils, si elle est hâtive, peut amener une hémorrhagie secondaire. Cette complication, même sans présenter de gravité, est toujours désagréable, car le fil de soie infecté provoque autour de lui une réaction inflammatoire qui se traduit par un abcès. Cet abcès s'ouvre à l'extérieur généralement et le trajet devient fistuleux. La guérison ne s'obtient que par l'ablation du fil, après dilatation à la laminaire, et par le curettage du trajet.

---

## CHAPITRE VI

### Résultats opératoires.

Pour bien apprécier les avantages de la suppression du pédicule, il est nécessaire d'insister sur les résultats immédiats, la marche de la convalescence et les résultats éloignés de l'hystérectomie abdominale totale.

Les résultats immédiats sont donnés par la statistique des divers chirurgiens; c'est par elle que l'on peut apprécier la gravité de l'opération.

Dans cette statistique, nous laissons volontairement de côté les opérations faites avant l'avènement de l'antisepsie, leur mortalité très élevée fausserait les résultats ultérieurs qui seuls permettent de juger convenablement.

Nous devons cependant faire remarquer que les statistiques comprennent des cas dissemblables, et qu'elles ne sont pas comparables entre elles. Les chirurgiens allemands et américains enlèvent couramment par la voie abdominale des fibromes sous-ombilicaux; l'opération est donc moins sérieuse que s'il s'agissait uniquement d'énormes fibromes atteignant l'ombilic ou le débordant de quatre à cinq travers de doigt, les seuls que MM. Pozzi et Doyen attaquent par la voie sus-pubienne

## A. — Hystérectomie vagino-abdominale

| | Nombre d'opérations | Morts | Causes de mort indiquées |
|---|---|---|---|
| (1) Léopold (Dresde). . | 17 | 3 | (?) |
| (2) Bardenheuer . . . | 7 | 1 | (?) |
| (3) Rouffart. . . . . | 6 | — | |
| (4) Jacobs. . . . . . | 5 | 1 | Affection cardiaque le 4e jour. |
| (5) Boldt. . . . . . . | 3 | 1 | Anémie extrême, 36 heures après (obs. XIX). |
| | 38 | 6 | Mortalité : 15,78 p. 100. |

## B. — Hystérectomie abdomino-vaginale

| | Nombre d'opérations | Morts | Causes de mort indiquées |
|---|---|---|---|
| (6) Péan. . . . . . . . | 27 | 1 | Hémorrhagie, le 14e jour. |
| (7) Boldt. . . . . . . | 7 | 2 | Obs. VI. Pneumonie compliquant néphrite chronique. Obs. XVIII. Shock, quelques heures après. |

(1) Léopold. Cité par Ramon. Thèse de Paris, 25 janvier 1893.

(2) Bardenheuer. *Central. für Gynäk.*, 1881, n° 22.

(3) Rouffart. *La Clinique*, 10 août 1893. Ces six opérations ont été faites par le procédé vagino-abdominal. Nous ne faisons pas entrer en ligne de compte les neuf opérations avec un décès qui ont fait l'objet d'une communication au Congrès français de chirurgie 1893, d'abord parce que la technique suivie n'est pas spécifiée, puis parce que quelques-unes de ces observations peuvent se confondre avec les six que nous donnons.

(4) Jacobs. *Bulletins de la Soc. de gyn. et d'obst. de Bruxelles*, séance du 30 avril 1893. Une communication du Dr Jacobs au Congrès français de chirurgie, séance du 4 avril, parle de six hystérectomies abdomino-vaginales, dont deux complémentaires faites vingt-quatre et quarante-huit heures après une laparotomie, avec trois morts, et de trois hystérectomies *sans doute vagino-abdominales* avec une mort. La communication du Dr Jacobs, au Congrès français, étant antérieure à celle faite à la Société de gyn. et d'obst. de Bruxelles, c'est celle-ci que nous croyons devoir citer.

(5) Bold. *Ame. Jour. of Obst.*, juin 1893.

(6) D. Ramon. Th. Paris, 25 janvier 1893.

(7) H.-J. Boldt. *The American Jour. of obstetrics*, juin 1893.

| | | | |
|---|---|---|---|
| (1) J. BACKEL | 4 | 1 | Septicémie. |
| (2) LE BEC | 7 | 3 | Asystolie, 11e jour.<br>Hémorrhagie.<br>Péritonite. |
| GOULLIOUD | 3 | 1 | Occlusion intestinale Début le 7e jour. Mort le 11e jour. |
| (3) BOUILLY | 1 | | |
| (4) SCHWARTZ | 1 | | |
| JACOBS | 4 | 1 | Tumeur télangiectasique. |
| | 54 | 8 | Mortalité : 14,81 p. 100. |

## C. — HYSTÉRECTOMIE ABDOMINALE TOTALE

| | NOMBRE D'OPÉRATIONS | MORTS | CAUSES DE MORT INDIQUÉES |
|---|---|---|---|
| (5) BALDY | 5 | 1 | État septique antérieur, dû à l'électropuncture. |
| (6) BOLDT | 10 | 3 | Obs. XIV. Shock, le 2e jour.<br>Obs. XVI. Shock.<br>Obs. XVII. Anémie extrême, le 3e jour. |
| (7) CRAGIN | 1 | | |
| (8) CROFFORD | 1 | | |
| (9) EASTMAN | 79 | 8 | |
| (10) EDEBOHLS | 6 | | Une malade morte subitement quelque temps après de dégénérescence graisseuse du muscle cardiaque, lésion préopératoire, est donnée par Edebohls comme guérie. |

(1) J. BŒCKEL. *Gaz. méd. de Strasbourg*, n° 10, 1892.

(2) LE BEC. Cité par CAMELOT, in *Nouv. Arch. d'obst. et de gyn.*, 25 août 1892, p. 383.

(3) BOUILLY. *Congrès franç. de chirurgie*, 1891.

(4) SCHWARTZ. *Congrès franç. de chirurgie*, 1893. Séance du 7 avril (soir).

(5) BALDY. *The Am. Jour. of obst.*, novembre 1893, p. 593, 596.

(6) BOLDT. *The Am. Jour. of obst.*, juin 1893.

(7) CRAGIN. *The Am. Jour. of obst. transactions of the New-York obst. Soc.* 5 avril 1892.

(8) CROFFORD. *The Am. Jour. of obst.*, mai 1889.

(9) EASTMAN (d'Indianopolis). Cité par BOLDT.

(10) EDEBOHLS. *Am. J. of obst.*, novembre 1893, p. 606.

| | | | |
|---|---|---|---|
| (1) Dixon Jones . . . . | 1 | | |
| (2) Keith . . . . . . . | 2 | | |
| (3) R. Hall . . . . . . | 10 | 1 | |
| (4) Lanphear . . . . . | 5 | 1 | Hémorrhagie secondaire. |
| (5) Polk. . . . . . . . | 18 | 2 | Shock au bout de 12 heures. Septicémie, faute opératoire. |
| (6) Price . . . . . . . | 2 | | |
| (7) Ross. . . . . . . . | 1 | | |

(1) Mary Dixon Jones. Cité par Boldt.

(2) Keith. *Edinburg med. Jour.* Traité de gyn. du Dr Pozzi, p. 326, 2e éd.

(3) Rufus Hall. *Med. and surg. report*, juin 1893.

(4) Lanphear. *Med. Record*, 1er juillet 1893. *Archiv. de gyn. et d'obst.*, sept. 1893.

(5) Polk. *The Am. J. of obst.*, 1892, t. XXVI, p. 726-742.

(6) Price. *The Amer. J. of obst.*, 1892, t. XXVI.

(7) Ross (Toronto, Canada). *Amer. Jour. of obst.*, 1893, I, p. 367-372.

Cette observation est la seule que nous ayons trouvée d'hystérectomie abdominale totale pour un utérus gravide coexistant avec un fibrome, ou un kyste multiloculaire de l'ovaire. Ce double diagnostic avait été porté et l'opération fut faite en connaissance de cause; aussi croyons-nous intéressant de résumer cette observation :

« Malade âgée de 40 ans, mariée depuis onze mois et n'ayant jamais eu d'enfant. La menstruation a cessé le 12 décembre 1891. Je l'examine pour la première fois le 4 mars 1892, près de trois mois après la cessation des règles.

Les menstruations antérieures étaient régulières, abondantes et d'une durée moyenne de trois à quatre jours, jamais de métrorrhagie.

La malade constate la présence d'une tumeur dans le côté en novembre 1891, un mois avant sa dernière menstruation.

Douleur, accroissement du volume de la tumeur qui, au début, avait le volume d'un œuf de poule, et était mobile de droite à gauche.

Le 4 mars, elle a le volume d'une tête de fœtus.

Pensant à une grossesse probable, je ne fais pas l'hystérométrie, et je porte le diagnostic de tumeur multiloculaire de l'ovaire ou de fibrome coexistant avec une grossesse probable. Différentes raisons font retarder l'opération jusqu'au 20 avril 1892.

A l'ouverture du ventre, on trouve une grosse tumeur solide remontant sous les côtes du côté gauche, et une autre tumeur occupant le bassin et le côté droit de l'abdomen et que je reconnais pour un utérus gravide de 4 mois et demi.

J'enfonce le tire-bouchon et attire au dehors l'utérus et la tumeur qui s'insérait sur le côté gauche du fond de l'utérus. Je mets des ligatures sur chaque

| | | | | |
|---|---|---|---|---|
| (1) STIMSON. . . . . . . | 7 | 2 | | |
| (2) CHROBAK. . . . . . | 20 | | | |
| (3) MACKENROD . . . . | 8 | 1 | | |
| (4) A. MARTIN. . . . . . | 97 | 18 | 8 seulement. | 1 septicémie<br>1 embolie, 14e jour. après l'opération.<br>3 anémie extrême.<br>2 parésie intestinale.<br>1 hémorrhagie secondaire |
| (5) SCHULTZE. . . . . . | 1 | | | |
| (6) TRENDELENBURG . . | 2 | | | |

ligament large, une autre autour de l'utérus, et j'enlève la partie sus-jacente.

Je place alors dans le vagin le conducteur d'Eastman et coupe sur lui de haut en bas à travers le cul-de-sac de Douglas. J'enfonce mon index gauche dans le vagin et commence à couper le tissu interabdomino-vaginal qui entoure le col. Je suture en même temps. De cette façon, je libère le col que j'enlève. J'attire ensuite mes ligatures par le vagin et j'entraîne avec elles une lanière de gaze iodoformée; au-dessus, je rapproche les surfaces séreuses du péritoine, qui ferment ainsi l'ouverture pelvienne.

Guérison parfaite : la malade se lève, se promène et va bien jusqu'au 23 mai ; à ce moment, premiers symptômes d'obstruction intestinale ; mort le 29.

*A l'autopsie*, on voit une anse d'intestin grêle adhérant à l'incision abdominale sous le bord inférieur de l'épiploon ; une bride existe à ce niveau, et une anse d'intestin s'est engagée entre cette bride et la paroi abdominale, d'où obstruction mortelle.

Il existe encore deux autres observations d'hystérectomie abdominale totale pour utérus gravide, mais la grossesse était méconnue, et l'opération ne fut faite que par suite d'une erreur de diagnostic. Ces deux cas appartiennent à MM. Lannelongue (de Bordeaux) et Fochier (de Lyon).

(1) STIMSON (New-York), nov. 1888. Cité par Boldt.

(2) CHROBAK. *Centralb für Gynäk.*, 1893, n° 20, p. 465-473.

(3) MACKENRODT. Cité dans le travail de CHROBAK.

(4) MARTIN. Cité même travail ; dans la dernière édition de son *Traité clinique des mal. des Femmes*, MARTIN fait une remarque intéressante. Dans 43 cas, le péritoine ne fut pas fermé ; mortalité 30,23 p. 100. Dans 54 cas, péritoine fermé ; mort, 9,5 p. 100.

(5) SCHULTZE (Iéna). Cité par A. REVERDIN. *Congrès franç. de chir.*, 1893, 7 avril soir.

(6) TREDELENBURG. Cité par MARTIN. *Zeitch. für Geb und Gyn.*

| | | | |
|---|---|---|---|
| (1) LENNANDER . . . . | 16 | | |
| (2) BOSSI. . . . . . . . . | 1 | 1 | Septicémie 5e jour. |
| (3) CHÉNIEUX . . . . . | 1 | | La malade meurt le 5e mois d'étranglement interne. |
| (4) DELAGENIÈRE . . . . | 5 | 1 | Septicémie le 4e jour. |
| (5) DOYEN . . . . . . . . | 28 | 4 | Cachexie urémique. Broncho-pneumonie grippale. Septicémie. Cancer de l'estomac? |
| (6) FOCHIER . . . . . . . | 1 | | |
| (7) GUERMONPREZ . . . | 3 | 2 | Intoxication par le sublimé. Méningite cancéreuse. |
| (8) HUE . . . . . . . . . | 2 | | |

(1) LENNANDER (Upsal). *Centralb. für Gynäk.*, 1893, n° 36, p. 871.

(2) BOSSI. *Gazetta degli ospid.*, 1891, juillet, n° 58, p. 551.

(3) CHÉNIEUX (Limoges). *Association française. Congrès de Limoges*, XIXe session. Comptes rendus, p. 611.

(4) DELAGENIÈRE (Le Mans). Communication privée.

(5) DOYEN (Reims). Récente communication à la *Société de chirurgie*, Paris.

(6) FOCHIER. *Lyon médical*, août 1893, p. 546-547.

M. Nové Josserand, interne des hôpitaux de Lyon, présente à la Société des sciences médicales un utérus fibromateux et gravide, provenant d'une malade opérée par M. Fochier.

Femme de 30 ans, tuberculeuse depuis un an, présentant au sommet droit des symptômes de ramollissement.

Depuis le mois de décembre 1892, elle avait vu apparaître une tumeur abdominale, et elle éprouvait des douleurs qui allèrent en augmentant au point d'empêcher tout sommeil.— En même temps, affaiblissement et vomissements très fréquents. Les règles, après une période d'irrégularité, n'avaient pas reparu depuis trois mois; on sentait dans la région hypogastrique une volumineuse tumeur, paraissant fluctuante, immobile; le col était élevé et fixé.

Diagnostic hésitant. On avait pensé à une tumeur maligne des ovaires, mais sans cependant faire un diagnostic ferme. L'intensité des douleurs et leur persistance déterminent M. Fochier à faire une laparotomie.

La tumeur mise à nu, il fait une ponction qui donne issue à du liquide citrin; puis il pratique l'hystérectomie totale.

*Examen de la tumeur.* — Fœtus de 3 à 4 mois, et plusieurs gros fibromes.

La malade a très bien guéri, et a quitté l'hôpital complètement remise.

(7) GUERMONPREZ (Lille). Thèse de DUVAL, Paris, 1892, *Nouv. Arch. d'obst. et de gyn.*, 25 août 1892, p. 396.

(8) HUE (Rouen). *Congrès français de chirurgie*, 1893.

| | | | |
|---|---|---|---|
| (1) LANELONGUE . . . . | 1 | | |
| (2) POZZI . . . . . . . | 4 | 2 | Embolie le 5e jour.<br>Shock. |
| (3) REVERDIN . . . . . | 2 | | |
| (4) TERRILLON . . . . . | 2 | 1 | |
| Total . . . . . . | 342 | 49 | Mortalité : 14,32 pour 100. |

Cette statistique, sans avoir une importance capitale, montre au moins qu'il n'y a aucune objection sérieuse à faire à l'ablation totale, du fait de sa mortalité. Ce chiffre est assez peu élevé pour permettre à la cure radicale de soutenir le parallèle avec les opérations incomplètes ; on voit même que l'avantage lui reste, lorsque l'on compare ses résultats à ceux que nous avons donnés plus haut d'après le *Traité de gynécologie* du Dr Pozzi, et d'après la statistique publiée par Price. La proportion de succès est plus forte dans une statistique publiée par le Dr Delettrez (5), à propos du traitement intra-péritonéal avec la ligature élastique perdue. La mortalité ne serait que de 11 p. 100. Ce pourcentage très favorable, mais portant sur un nombre un peu restreint d'observations, ne saurait faire oublier la forte proportion d'insuccès qui est la caractéristique du traitement intra-péritonéal.

(1) LANELONGUE (de Bordeaux). C'est la troisième observation d'hystérectomie abdominale totale pour utérus fibromateux et gravide. Le diagnostic de fibrome avait été porté, la grossesse avait été méconnue; l'opération fut faite d'après le procédé de M. Guermonprez. La malade allait bien le dixième jour.

*Examen de la pièce.* — Utérus pesant 9 kilogr. et contenant dans sa paroi des fibromes, et dans sa cavité un fœtus de 4 mois.

(2) POZZI. Nous ne citons que pour mémoire une malade opérée à la dernière extrémité, épuisée par des métrorrhagies incessantes, et chez laquelle l'opération habilement conduite et rapidement faite fut impuissante à empêcher l'issue fatale.

(3) A. REVERDIN. *Com. Congrès français de chir.*, 7 avril (soir) 1893.

(4) TERRILLON. *Arch. de tocologie et de gynécologie*, mai 1891.

(5) DELETTREZ. *Semaine médicale*, 1892, p. 393.

*Causes de mort.* — La statistique nous donne encore quelques renseignements sur les causes de mort les plus fréquentes. Il est regrettable cependant qu'elles ne soient pas toutes indiquées et que la plupart des chirurgiens se contentent de donner leurs résultats, sans insister sur ce détail qui a son importance.

Les accidents de nature à entraîner la mort, sont nombreux et variés, et il n'y a pas lieu de s'en étonner. Aux dangers opératoires viennent en effet s'ajouter les lésions viscérales qui compliquent trop souvent l'évolution des corps fibreux.

La déchéance générale de l'organisme se traduit de bien des façons : les lésions cardiaques et rénales sont connues depuis longtemps, mais à côté de ces troubles, il en est d'autres moins bien définis et que l'on doit invoquer pour expliquer certains échecs dont la cause échappe. M. le Dr Bouilly les avait en vue dans sa communication au dernier Congrès français de chirurgie, lorsqu'il parlait « des grands viscères ne pouvant faire les frais d'une élimination des produits septiques, si peu développés qu'ils soient ». Il y a donc là un état dyscrasique du sang, une toxicité spéciale qui se révèle par certaines formes cliniques de septicémie, sans aucune réaction locale ou générale.

Les causes de mort les plus communes résultent de l'opération et non de l'état antérieur de la malade.

*Shock.* — Le shock vient en première ligne ; nous n'insisterons pas sur le sens très vague de cette dénomination qui est diversement interprétée. Nul doute qu'elle ne comprenne parfois : a) l'anémie extrême, le collapsus, dû à une perte de sang trop considérable pendant l'opération ; b) l'urémie, due à une affection rénale antérieure ou à une lésion opératoire des uretères ; c) une intoxication septicémique, dans le genre de celles dont nous parlions tout à l'heure; d) la dégénérescence graisseuse du muscle cardiaque, déjà signalée par Hofmeier et Cohnheim. En règle générale, on range sous cette dénomination : shock, anémie extrême ou collapsus, les cas où la malade succombe quelques heures après l'opération sans hémorrhagie, mais avec des phénomènes nerveux très accentués : petitesse et fréquence du pouls, respiration haute et saccadée, refroidissement des extrémités avec sueurs froides et profuses. A l'autopsie, on ne trouve aucune lésion, si ce n'est un peu de sérosité sanguinolente dans un point déclive, elle peut même faire complètement défaut.

Ce tableau clinique peut s'observer aussitôt après l'opération, ou les deux ou trois jours suivants. Dans le premier cas, il relève du shock; dans le second, il est plus simple d'incriminer la septicémie.

Cette cause de mort est signalée dix fois dans les observations, elle est donc assez fréquente.

Quels sont les moyens de la prévenir?

D'abord, toute personne affaiblie par d'abondantes hémorrhagies, présentera un terrain favorable au développement du shock.

Il sera donc indiqué, à moins d'urgence absolue, de combattre l'hémorrhagie par un traitement palliatif médical, de modifier l'état général de la malade, et d'attendre un moment plus opportun pour la cure radicale.

Pendant l'opération, la rapidité des manœuvres, l'enveloppement chaud, et la simplification du manuel opératoire, seront les meilleurs moyens préventifs.

Après l'opération, il sera souvent utile de recourir aux injections hypodermiques d'éther, de caféine ou de sérum artificiel, d'après la formule du Dr Chéron ; on ne devra négliger aucun moyen pour lutter contre le refroidissement ou l'affaiblissement progressif de la malade.

*Septicémie.* — Cette complication n'est pas plus à craindre avec l'hystérectomie abdominale totale qu'avec toute autre hystérectomie. La désinfection parfaite du vagin, et il va sans dire de la paroi abdominale, l'asepsie absolue pendant l'opération, mettront à l'abri de cet accident. On peut même dire qu'il est ici moins à redouter que dans les amputations supra-vaginales.

Dans l'ablation totale, aucun danger d'infection par le pédicule, aucune difficulté pour obtenir la désinfection d'un moignon plus ou moins épais et septique. Toutes les parties malades sont enlevées, et en dehors des fautes opératoires toujours possibles, on ne doit pas compter avec la septicémie. Pour juger une méthode, il faut demander, avec Martin, qu'elle permette d'éviter la septicémie et les hémorrhagies secondaires, et il faut reconnaître avec lui que ces complications sont moins à craindre par l'hystérectomie abdominale que par toute autre méthode.

Quant à l'état des reins, il doit toujours entrer en ligne de compte, car une lésion rénale peut amener des intoxications en entravant la diurèse et en s'opposant à l'élimination des produits toxiques, même en très petite quantité, d'origine microbienne.

Nous ne devons donc pas nous étonner de relever quatre fois cette cause de mort dans la série de nos observations.

*Hémorrhagie.* — Il est à remarquer que la septicémie et l'hémorrhagie qui constituaient les deux écueils des hystérectomies partielles, ne viennent pour l'hystérectomie totale que dans un rang secondaire et doivent être le plus souvent attribuées à l'opérateur.

De l'hémorrhagie primitive, il n'y a rien à dire, sinon qu'elle doit être très rare, car nous ne la voyons signalée dans aucune observation.

Les hémorrhagies secondaires seules peuvent être dangereuses ; tantôt, elles se font au dehors et sont arrêtées au début ; tantôt elles se font à l'intérieur, et ne se révèlent que par les symptômes fonctionnels propres aux hémorrhagies internes ; abaissement brusque de la température, petitesse et rapidité du pouls, pâleur de la face, sensation d'obnubilation et de vertiges, nausées et même vomissements. En pareille occurrence, le seul traitement consiste dans la recherche et la ligature du vaisseau lésé ; mais l'état de faiblesse de la malade et l'importance de l'hémorrhagie, rendent le plus souvent toute recherche inutile. Dans le relevé des opérations d'hystérectomie abdominale totale, on peut voir que quatre fois l'hémorrhagie secondaire a été fatale aux opérées.

Shock et collapsus, hémorrhagie, septicémie, ce sont les accidents le plus souvent mortels. Mais il en est d'autres, de moindre importance, et pouvant aussi bien conduire au même dénouement.

Nous ne nous arrêterons pas sur les complications communes à tous les grands traumatismes, nous ne parlerons, bien entendu, que des complications propres à l'hystérectomie totale, et que nous avons remarquées dans différentes observations. Elles sont de deux sortes :

Les unes, embolie, obstruction intestinale, parésie intestinale, rentrent dans la dernière catégorie ;

Les autres, intoxication par le sublimé, pneumonie, lésion cardiaque, méningite cancéreuse, etc., n'ont qu'un intérêt très relatif et sont plutôt de simples coïncidences.

*Embolie.* — Une des trente premières opérées de A. Martin a succombé à cet accident, et il nous a été donné d'observer un fait semblable, cette année, dans le service de notre maître, le Dr Pozzi. Au cinquième jour d'une convalescence régulière, après une hystérectomie abdominale totale pour gros fibrome, une malade, apyrétique, sans aucun phénomène inquiétant, est prise tout à coup d'étouffement, le matin, à 6 heures, en faisant un mouvement (on changeait, à ce moment, les draps de son lit) ; la respiration devient très pénible, il y a un peu d'agitation et la mort survient en quelques minutes. A l'autopsie, nous avons trouvé, dans la branche droite de l'artère pulmonaire, un caillot volumineux, cruorique, remontant jusqu'à l'entrée du vaisseau dans le poumon et se prolongeant dans ses branches de division. Il était fort difficile de retrouver l'embolus perdue au milieu des masses sanguinolentes. Tout le lobe inférieur du poumon droit présentait une congestion très intense, et, à sa partie moyenne, un infarctus à limites très nettes.

Aucune autre lésion pulmonaire; le cœur était sain, les cavités droites étaient remplies de caillots cruoriques.

Le point de départ de l'embolie était le plexus veineux utéro-ovarien gauche, plexus variqueux qui avait été lésé par une aiguille au moment de la ligature par étages du ligament large. On retrouvait, dans ce plexus, un caillot organisé, effilé à son extrémité centrale et se détachant par fragments sous la pression du doigt.

Il n'existait aucune autre lésion péritonéale ou vasculaire, la suture du plancher pelvien était parfaite, et la guérison était assurée sans cet accident.

*Parésie intestinale.* — A. Martin l'invoque deux fois comme cause de mort, toujours dans sa première série de trente opérations. Sa genèse a été diversement expliquée. On a successivement invoqué l'anémie extrême de la malade, la durée et la difficulté de l'opération, l'abus des antiseptiques, l'exposition à l'air de l'intestin. Il ne faut pas, en effet, confondre cette parésie, pour ainsi dire essentielle, avec celle que l'on observe dans certaines septicémies, où les anses intestinales paralysées se laissent distendre par les gaz. Elle n'est pas non plus à rapprocher de la parésie intestinale du début de la péritonite. Cette dernière n'était pas en cause dans les deux cas de A. Martin.

Elle est assez fréquente dans les laparotomies, mais elle est loin d'avoir habituellement cette gravité, et le plus souvent, il suffit d'un lavement pour provoquer des contractions intestinales, et faire tomber le ballonnement du ventre. On comprend d'ailleurs que la parésie de Martin, par l'obstacle qu'elle apporte au cours des matières, puisse être le point de départ d'une véritable intoxication d'origine intestinale.

*Occlusion intestinale.* — Deux cas.

1° Observation du Dr Chénieux (de Limoges) ; 2° observation de J. Ross (Toronto), et dans les deux cas, le tableau clinique est le même. Les malades parfaitement guéries ont pu quitter l'hôpital et reprendre leurs occupations. Ce n'est que plusieurs semaines (Ross) ou plusieurs mois (Chénieux) plus tard que sont survenus des phénomènes d'obstruction dus à des brides épiploïques et à des adhérences.

La formation de ces adhérences a donné lieu à bien des hypothèses que l'on trouve résumées dans un travail du Dr Walthard (1) sur les adhérences péritonéales après les laparotomies.

L'auteur, après avoir cité l'opinion de Stern qui incrimine

(1) WALTHARD. *Corresp. Blatt für Schw. Aerzte*, 1er août 1893.

les moignons abandonnés et les recouvre de collodion, l'opinion de Martin qui accuse la parésie intestinale et supprime l'opium, l'opinion de Müller qui conseille de remplir la cavité abdominale d'eau salée, le Dr Walthard, disons-nous, a entrepris sur le chat et le lapin une série d'expériences destinées à élucider la question, et ses résultats valent la peine d'être cités. Ils sont d'autant plus intéressants que l'infection était également invoquée comme cause étiologique par Kelterborn, alors que Thomson lui refusait toute influence.

Dans quatorze amputations supra-vaginales, avec chloroforme et antisepsie ordinaire, le Dr Walthard constata chaque fois, après guérison, la présence d'adhérences dans la cavité vésico-utérine, bien que la séreuse eût été respectée dans cette région.

Dans une seconde expérience, six lapins subissent la même opération, mais aussitôt après l'ouverture du ventre, l'utérus, l'épiploon, l'intestin, sont entourés de compresses de gaze humectées d'eau salée. La surface de l'utérus est également protégée, et la gaze n'est soulevée que pour permettre la suture. L'autopsie montra l'intégrité de l'espace vésico-utérin et une séreuse lisse et brillante. Ces deux expériences ont été complétées et contrôlées par les suivantes.

Dans d'autres laparotomies, le Dr Walthard a laissé l'intestin à l'air pendant vingt minutes; à l'autopsie, douze jours plus tard, adhérences de l'épiploon avec la paroi abdominale, au niveau de l'incision, et avec le sommet de la vessie.

Dans cinq autres opérations de contrôle, les organes sortis de l'abdomen furent enveloppés de gaze humide, afin de les soustraire à l'action de l'air atmosphérique ; l'autopsie ne montra aucune adhérence.

Il ne restait plus qu'à déterminer l'origine infectieuse ou mécanique de cette action irritante de l'air.

La filtration de l'air d'après la méthode de Pasteur n'a pas empêché les adhérences de se produire ; il est donc bien établi que son action irritante est due non à des germes infectieux mais au dessèchement de la surface péritonéale, et à la desquamation épithéliale qui en résulte.

Ces recherches expérimentales ont été confirmées par les résultats de quarante-six laparotomies faites chez le professeur Müller. Dans ces opérations, on a constamment humecté la séreuse, avec de l'eau salée, et on s'en est en outre servi pour enlever les caillots et les liquides kystiques épanchés dans le péritoine. En aucun cas, on n'a fait la toilette du péritoine avec des linges secs et stérilisés. Les résultats ont été parfaits ; on n'a eu ni péritonite purulente, ce qui n'est pas à redouter avec l'asepsie, ni péritonite sèche, et les gaz étaient rendus spontanément après l'opération dès le premier ou le deuxième jour, et non plus le troisième ou le quatrième comme il arrivait auparavant.

La conclusion du Dr Walthard est à citer :

« L'asepsie sèche et la toilette du péritoine doivent être abandonnées pour l'asepsie humide. »

Il suffit simplement de citer les autres causes de mort : pneumonie, affection cardiaque, intoxication par le sublimé, méningite cancéreuse observée au septième jour d'une hystérectomie abdominale totale pour cancer confondu avec fibrome, etc.

*Marche de la convalescence.* — Lorsque les opérées ont échappé aux accidents des premiers jours, la convalescence est régulière et la guérison assez rapide. Les soins consécutifs se trouvent réduits à leur plus simple expression ; le drainage seul mérite quelque attention, dans les cas où il a été jugé nécessaire. Les abcès de la paroi et l'élimination des fils sont des incidents de nature à retarder la guérison, mais incapables de la compromettre.

Les malades peuvent se lever habituellement vers la fin de la deuxième semaine et quitter l'hôpital vers la troisième (Edebohls).

Polk exige un repos plus prolongé, mais son incision est longue, et il est nécessaire de laisser à la cicatrice le temps indispensable à sa consolidation. Il reconnaît d'ailleurs que ses opérées pourraient se lever le vingt et unième jour.

Dans les observations de Lennander, nous voyons que le laps de temps moyen entre l'opération et la sortie de la malade est de vingt-six à trente jours.

Il n'y a donc aucune analogie à établir entre la durée de la convalescence après l'hystérectomie totale, et le temps nécessaire à la chute du pédicule dans les hystérectomies partielles ; dans ce dernier cas, trente à trente-cinq jours sont un délai minimum, et il faut encore compter avec la cicatrisation de la plaie bourgeonnante qui persiste après la chute du pédicule.

Si l'on admet avec la majorité des chirurgiens que le traitement extra-péritonéal donne une sécurité plus grande que le traitement intra-péritonéal et lui est préférable, il faut encore reconnaître que l'hystérectomie totale tout en garantissant la même sécurité, présente encore de grands avantages, au point de vue des pansements et de la durée de la convalescence.

*Résultats éloignés.* — Il semble peut-être téméraire de parler des résultats éloignés de l'hystérectomie abdominale totale, alors que cette opération est de date si récente. Mais, à priori, on peut penser qu'ils ne doivent pas différer sensiblement des résultats éloignés de l'oophorectomie et de la castration utéro-ovarienne.

A cet égard, il faut examiner la perturbation profonde de l'organisme après l'ablation des annexes et de l'utérus, et les modifications qui peuvent survenir dans le petit bassin du fait de l'extirpation de l'utérus et du fibrome.

Les phénomènes morbides du premier ordre sont de beaucoup les plus importants ; ils ont été étudiés séparément (Glœvecke) (1) après l'extirpation des ovaires et après l'extirpation de l'utérus, avec conservation des ovaires ; on peut même noter en passant la conclusion de l'auteur qui attribue à la castration une influence beaucoup plus sérieuse sur l'organisme féminin qu'à l'hystérectomie totale.

Dans le cas qui nous occupe, il est rare que les annexes ne partagent pas le sort de l'utérus, la conclusion précédente n'est par conséquent plus applicable.

Les symptômes éloignés rentrent généralement dans deux catégories : les uns, précoces, périodiques, ne sont autres que le molimen menstruel avec accompagnement de phénomènes nerveux susceptibles parfois d'aboutir à de véritables psychoses ; les autres, plus tardifs, ressemblent de tout point aux phénomènes de la ménopause et sont les résultats d'une modification profonde de la nutrition, telle qu'elle se produit dans la vieillesse : troubles vaso-moteurs, obésité par défaut d'oxydation. Lorsque l'on étudiait séparément les résultats de l'hystérectomie totale avec intégrité des annexes, et les résultats de la castration avec conservation de l'utérus, on remarquait que les phénomènes périodiques étaient surtout accentués après

(1) GLŒVECKE. *Arch. für Gyn.*, 1889. Bd XXXV, Hft I, p. 1.

l'hystérectomie totale, au détriment des troubles trophiques qui n'existaient qu'à l'état rudimentaire.

En revanche, il était rare de ne pas voir ces opérées présenter les symptômes très pénibles de la dysménorrhée, pendant plusieurs années, et on en tirait cette conclusion qu'il valait mieux chez une femme jeune, lorsque l'utérus devait être retiré, enlever en même temps les ovaires (1).

Il est possible que, dans l'hystérectomie abdominale totale pour fibromes, ces phénomènes morbides soient observés; mais ils ne sont encore consignés dans aucune observation, et Lennander, Martin, se contentent de dire que les malades, revues un temps plus ou moins long après l'opération, ne présentaient rien d'anormal, ni dans les culs-de-sac vaginaux, ni à la cicatrice abdominale (Martin). Les troubles locaux sont aussi hypothétiques que les troubles généraux, du moins pour l'ablation totale sus-pubienne de l'utérus fibromateux. Il n'en est fait mention nulle part. L'incision abdominale réunie par première intention, et sans drainage, dans la grande majorité des cas, donne lieu à une cicatrice linéaire, solide, et à l'abri de toute éventration. Les garanties sont les mêmes que dans une simple laparotomie.

La résistance du plancher pelvien est-elle amoindrie par l'extirpation de l'utérus?

Boldt, à propos de cette objection, fait remarquer que l'hystérectomie vaginale serait passible du même reproche, et qu'elle ne l'a jamais mérité.

La cystocèle et la rectocèle peuvent-elles être une conséquence de l'ablation totale? Elles n'ont pas été observées,

(1) GRAMMATIKATI. *Vratch*, 1891, n° 1. Résumé in *Annales de gyn. et d'obst.*, juillet 1891.

même lorsque la vessie étalée sur la face antérieure de la tumeur se trouvait, après l'opération, privée de point d'appui. La suture du péritoine et la présence d'un solide tissu cicatriciel au fond du vagin sont la meilleure sauvegarde contre cet accident. Il ne pourrait se produire que s'il existait, dès auparavant, un prolapsus utérin avec un relâchement des parois vaginales.

Tout au plus pourrait-on redouter l'entéroptose, le déplacement du gros intestin, du foie et du rein, lorsque l'on retire de l'abdomen un corps fibreux du poids de 5 à 6 kilogr. Comme moyen préventif, il est naturel de faire porter à la malade une ceinture hypogastrique, destinée à combattre le défaut de résistance de la sangle abdominale.

Il n'y a donc de ce côté, aucune objection sérieuse à élever contre l'hystérectomie abdominale totale.

Après avoir exposé la technique de cette opération, apprécié les reproches encourus, montré les résultats immédiats et éloignés, en face de ce que l'on sait des autres interventions chirurgicales pour fibromes, nous croyons avoir le droit d'émettre les conclusions suivantes.

---

## CONCLUSIONS

I. — L'hystérectomie abdominale totale et l'hystérectomie abdomino-vaginale sont les deux opérations de choix pour les fibromes sus-ombilicaux, nécessitant une intervention chirurgicale.

II. — Elles sont préférables aux amputations supra-vaginales pour les raisons suivantes :

a) La suppression du pédicule fait disparaître les accidents imputables aux hystérectomies partielles : la septicémie et ses manifestations variées (1), les dangers d'hémorrhagie (2).

b) La mortalité est moindre.

c) La guérison est rapide et radicale.

d) Les accidents éloignés n'existent pas (ni éventration, ni tiraillements de la paroi, ni troubles dus à la compression des organes voisins).

III. — En l'état actuel de la question, il est difficile de se prononcer entre l'hystérectomie par la voie combinée abdominale et vaginale, et l'hystérectomie abdominale totale ; toutes deux ayant pour elles des statistiques favorables. Toutefois les pré-

(1) La cavité vaginale pouvant être facilement rendue aseptique (hystérectomie totale), tandis que la désinfection du pédicule est difficile à réaliser (hystérectomie partielle).

(2) Les vaisseaux étant pincés ou liés directement.

férences des chirurgiens paraissent se porter vers ce dernier mode d'intervention.

Il est encore plus difficile de se prononcer entre les divers procédés d'ablation totale par la voie sus-pubiennne.

IV. — L'hystérectomie abdominale totale est aux fibromes sus-ombilicaux ce que l'hystérectomie vaginale, avec ou sans morcellement, avec ou sans hémostase préventive, est aux fibromes sous-ombilicaux.

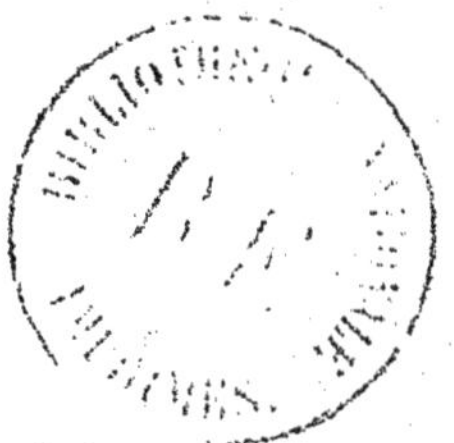

# INDEX BIBLIOGRAPHIQUE

**Aran.** — *Leçons cliniques sur les maladies de l'ut. et de ses annexes.* Paris, 1860.
**Auvard.** — *Traité pratique de gynécologie.* Paris, 1892.
**Ascher.** — *Zeitsch. für Geb. und Gynäk.,* 1891, XX, 2. Zur Casuistik der myomoperat.
**Bonnet.** — Traitements chirurgic. des fibr. utérins. *Nouv. Arch. d'obst. et de gynéc.,* juin-juillet 1892.
**Bossi.** — *Gazetta degli ospitadi,* 1891, n° 58.
**J. Bœckel.** — *Gazette méd. de Strasbourg,* n$^{os}$ 10, 11, 1892.
**Baldy.** — Com. au « Pan American med. Congress ». *Americ. Journ. of obstetrics,* nov. 1893.
**Bardenheuer.** — *Centralb. für Gynäk.,* 1881, n° 22. Drainirung der Péritonealhhole. (Traduit dans *Journ. de méd., de chir. et de pharmac. de Bruxelles,* 1882, t. LXXIV.
**Boldt.** — The operative treatment for myofibroma of the uterus. *Americ. Journ. of obst.,* juin 1893.
**Bouilly.** — *Congrès franç. de chirurgie,* 1893.
**Brennecke.** — Ein Wort über die Schröder'sche Method der Myomotomie. *Zeitsch für Geburt. und Gynäk.,* Bd XXI, 1891.
**Camelot.** — De l'hyst. abdom. totale pour fibrom. utérins *Nouv. Arch. d'obst. et de gyn.,* 25 août 1892.
**Currier.** — *Acad. de méd. de New-York.* Séance du 19 octobre 1893.
**Chrobak.** — *Centrabl. für Gynäk.,* 29 août 1891, n° 35, n° 9. Ueber abdominale Myomoperationen. *Centrabl. für Gynäk.,* 1893, n° 20.
**Chaput.** — *Soc. obst. et gyn. de Paris.* Séances du 13 av. 1893.
**Cragin.** — *Trans. of the New-York obst. Soc.,* 5 avril 1892. *Amer. J. of obst.*
**Crofford.** — *Amer. Journal of obstet.,* mai 1889.
**Chénieux** (Limoges). — *Associat. franç., Congrès de Limoges,* XIX$^e$ session. Comptes rendus, p. 611.
**Mary Dixon Jones.** — *The New-York med. Journal,* 1$^{er}$ sept. 1888.
**Duval.** — *De l'hyst. abdo-totale pour fibromyomes ut.* Th. Paris, 26 juillet 1892.
**Doyen.** — *Congrès franç. de chirurgie.* Paris, 1893, et *Arch. provinciales de chirurgie,* 1892.
**Delettrez.** — *Gaz. des hôp.,* 1$^{er}$ oct. 1892.
— *Sem. méd.,* 1893, p. 235.
— *Congrès gyn. de Bruxelles,* 1893.
**Elliot.** — *Boston med. and surg. report,* 20 juillet 1893.

**Ehrendorfer.** — *Arch. für Gynäk.*, XLII, 2.
**Edebohls.** — The technique of total extirpation of the fibromatous uterus. *Amer. Journ. of obst.*, nov. 1893.
**Fochier.** — *Lyon méd.*, août 1893. (Comm. de M. Novè-Josserand).
**Glœvecke.** — *Arch. für Gynäk.*, 1889, Bd XXXV, Hft. I.
**Grammatikati.** — *Vratch*, 1891, n° 1. *Annales de gyn. et d'obst.*, juillet 1891.
**Guermonprez** et **Duval.** — *Société anatomo-clinique de Lille*, 9 mars 1892
**Guermonprez.** — *Comm. à l'Acad. de méd.*, 15 et 22 septembre 1891.
**Gross.** — Hyst. abdo-vagin., et hyst. abdo-totale pour fib. uterin. *Semaine médicale*, 25 fév. 1893.
**Guyon.** — Th. d'agrég., 1860.
**Gordon.** — *Trans. of the Amer. med. Associat.*, 7, 8, 9, 10 janv. 1892. *Amer. J. of obst.*
**Goullioud.** — *Lyon méd.*, 1891, n° 49.
— *Cong. franç. de chir.*, 1893.
**Hegar** et **Kaltenbach.** — *Traité de gynécologie opératoire.* Trad. franç.
**Rufus Hall.** — Total extirpation of the fibroïd uterus. *Cincinnati Lancet Clinic*, 6 mai, 10 juin 1893.
— *Medical and surgic. report*, juin 1893.
**Hue.** — *Congrès franç. de chirurgie*, 1893.
**Jarjavay.** — Th. Paris, 1852.
**Jacobs.** — *Soc. obst. et gyn. de Bruxelles*, 30 avril 1893. *Nouv. Arch. d'obst. et de gyn.*, 25 oct. 1893.
**Keith.** — *Edinburg med. Journ. (Traité de gynéc. du Dr Pozzi.)*
**Lanphear.** — *Med. Record*, 1er juillet 1893.
**Lennander.** - *Centralb. für Gynäk.*, 1892, n° 12; 1893, n° 36.
**Marty.** — Thèse de Paris, 1892.
**Marque (D.).** — Thèse de Paris, 1890.
**Martin (A.).** — Ueber myomoperationen. *Zeitsch. für Geb. und Gynäk.*, 1890, Bd XX.
— *Zeitsch. für Geb. und Gyn.*, 1883.
— *Congrès des naturalistes et méd. allemands à Heidelberg.*
— *Centralb. für Gynäk.*, 1889.
— *Traité clinique des maladies des femmes.* Trad. Paris, 1889.
**Polk.** — Extirpation of the entire uterus by the suprapubic method. *Am. Journ. of obst.*, 1890, t. XXVI.
**Pozzi.** — *Traité de gynécologie.*
— *Congr. franç. de chirurgie*, 1891, 1893.
— De la valeur des altérations du rein, etc. *Annales de gyn. et d'obst.*, juill. 1884.
— Th. agrég., 1875.
**Péan.** — *Com. Acad. de méd.*, 7 juin 1892.
**Péan.** — *Congrès franç. de chir.*, 1893.
**Péan** et **Urdy.** — *De l'ablation partielle ou totale de l'utérus par la gastrotomie*, 1873.
**Price.** — Abdominal-hysterectomy. *Amer. Journ. of obst.*, nov. 1892.
**Ross.** — *Amer. Journ. of obst.*, I, 1893.

**Ramon.** — Thèse de Paris, 25 janv. 1893.
**Richelot.** — *Annales de gyn. et d'obst.*, juin 1893.
— *Bulletin de la Soc. de chir.*, t. XVI, 1890.
**Rouffart** — *Bulletins de la Soc. d'obst. et de gyn. de Bruxelles*, séance du 9 mai 1891.
**Rouffard.** — *La Clinique*, 10 août 1893.
**A. Reverdin.** — *Congrès franç. de chir.*, 1893.
**Stimson.** — *Med. News*, 24 juillet 1889.
**Senn.** — Laparo-hysterectomy, its indication and technique. *Amer. Journ. of med. Scient.*, septembre 1893.
**Staeheli.** — Zur castration bei fibromyoma uteri. *Corresp. Blatt für schweitzer œrtze*, 1889, nos 17, 18.
**Stone.** — *Amer. Journ. of obst.*, décembre 1891.
**Secheyron.** — *De l'hystérotomie vaginale.* Thèse de Paris, 1888.
— *Traité d'hystérectomie par la voie vaginale.* Paris, 1889.
**Segond.** — *Bulletins de la Soc. anatomique*, 1888. *Congrès périodique internation. de gyn. et d'obst.* Bruxelles, 1894.
**Schwartz.** — *Congrès français de chir.* Paris, 1893.
**Lawson Tait.** — *Traité clinique des mal. des femmes.* Trad. Paris, 1891.
**Knowsley Thornton.** — The treatment of fibromyoma uteri. *British med. Journal*, 11 fév. 1893.
**Tuffier.** — In *Traité de chirurgie*, VII.
**Terrillon.** — *Arch. de tocologie et de gyn.*, mai 1891.
**Thelen.** — Die total extirpation bei uteri myoma. *Cent. für gynäk.*, 28 mars 1891.
**Vautrin.** — Th. ag., 1886.
**Verneuil.** — *Congr. franç. de chir.*, 1893.
**Walthard.** — *Corresp. Blatt für Schweitzer aerzte*, 1er août 1893.

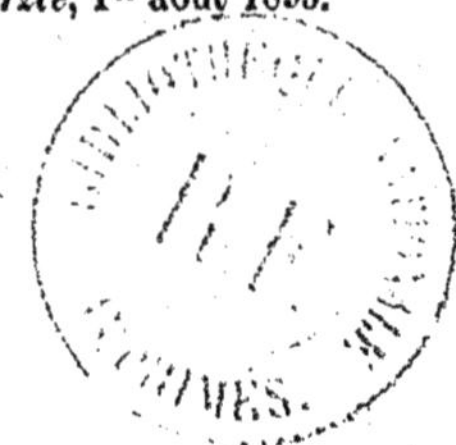

IMPRIMERIE LEMALE ET Cie, HAVRE

A LA MÊME LIBRAIRIE

ARNOULD, ancien interne des hôpitaux. — **Contribution à l'étude de l hydronéphrose.** Prix.................................................... 5 fr

AUDAIN, ancien interne des hôpitaux. — **De l'hémostase préventive dans les opérations chirurgicales.** Prix... . ........................... 4

BOUFFE DE St-BLAISE, ancien interne des hôpitaux — **Des lésions anatomiques que l'on rencontre dans l'éclampsie puerpérale.** Prix. 7 fr.

BUSCARLET, ancien interne des hôpitaux. — **La greffe osseuse chez l'homme et l'implantation d'os décalcifiés.** Prix.......................... 5 fr.

CARTIER, ancien interne des hôpitaux. — **Glycosuries toxiques et en particulier intoxication par le nitrate d'urane.** Prix................ 4 fr.

CHEVALIER, ancien interne des hôpitaux. — **De l'intervention chirurgicale dans les tumeurs malignes du rein.** Prix........................ 7 fr.

CIVEL, ancien interne des hôpitaux. — **De la trachéotomie préventive avec tamponnement du pharynx dans les opérations intéressant la bouche et la cavité pharyngienne.** Prix...................... 3 fr.

DAGRON, ancien interne des hôpitaux. — **De l'occlusion intestinale par calcul biliaire.** Prix................................................ 3 fr.

GAMPERT, ancien interne des hôpitaux. — **Traitement de l'amygdalite lacunaire par la discission des amygdales.** Prix............. 3 fr.

LÉTIENNE, ancien interne des hôpitaux. — **De la bile à l'état pathologique** (avec 2 planches en chromolithographie). Prix......................... 5 fr.

MACON, ancien interne des hôpitaux. — **Contribution à l'étude des résultats de la résection du genou.** Prix............................... 4 fr.

MALLET, ancien interne des hôpitaux. **Contribution à l'étude de l'épilepsie syphilitique.** Prix................................................ 3 fr. 50.

MARQUÉZY, ancien interne des hôpitaux. — **Des difficultés du diagnostic des fibromes de la paroi postérieure de l'utérus dans le travail de l'accouchement.** Prix............................................. 3 fr.

MOREL, ancien interne des hôpitaux. — **Contribution à l'étude de la diphtérie.** Prix.............................................................. 3 fr. 50

OUSTANIOL, ancien interne des hôpitaux. — **Contribution à l'étude des méninges rachidiennes.** Prix............................................ 6 fr.

POULALION, ancien interne des hôpitaux. — **Les pierres du poumon de la plèvre et des bronches, et la pseudo-phtisie pulmonaire d'origine calculeuse.** Prix .................................................... 7 fr.

PROST, ancien interne des hôpitaux. — **Contribution à l'étude des myopathies syphilitiques.** Prix.............................................. 2 fr. 50

PILLIET, ancien interne des hôpitaux. — **Etude d'histologie pathologique sur la tuberculose expérimentale et spontanée du foie.** Prix... 4 fr.

REPIN, ancien interne des hôpitaux. — **Origine parthénogénétique des kystes dermoïdes de l'ovaire.** Prix........................................ 4 fr.

ROUFFINET, ancien interne des hôpitaux. — **Essai clinique sur les troubles oculaires dans la maladie de Friedreich et sur le rétrécissement du champ visuel dans la syringomyélie et la maladie de Morvan.** Prix................................................................ 2 fr

ROUSSEL, ancien interne des hôpitaux. — **De l'actinomycose chez l'homme en France.** Prix.......................................................... 3 fr.

THOMAS, ancien interne des hôpitaux. — **De l'antisepsie appliquée au traitement des affections parasitaires de la bouche et des dents. Rôle des micro-organismes dans ces affections.** Prix........... 6 fr.

TUILANT, ancien interne des hôpitaux. — **De la névrite puerpérale.** Pr. 2 fr. 50.

VASSAL, ancien interne des hôpitaux. **Contribution à l'étude de la paralysie alcoolique et en particulier des formes généralisées.** Pr.. 3 fr.

IMPRIMERIE LEMALE ET Cie, HAVRE

www.ingramcontent.com/pod-product-compliance
Ingram Content Group UK Ltd.
Pitfield, Milton Keynes, MK11 3LW, UK
UKHW020321250726
13967UKWH00004B/1800